AF394899

DE LA

TUBERCULISATION

EN GÉNÉRAL

PAR MICHEL PETER

DOCTEUR EN MÉDECINE, ANCIEN INTERNE LAURÉAT DES HÔPITAUX
CHEF DE CLINIQUE MÉDICALE
DE LA FACULTÉ DE MÉDECINE A L'HÔTEL-DIEU

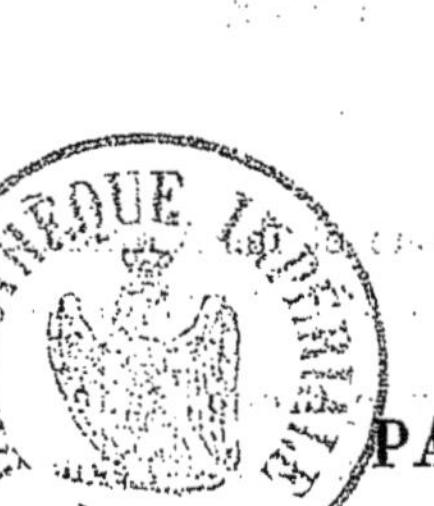

PARIS

P. ASSELIN, GENDRE ET SUCCESSEUR DE LABÉ

LIBRAIRE DE LA FACULTÉ DE MÉDECINE

ET DE LA SOCIÉTÉ IMPÉRIALE ET CENTRALE DE MÉDECINE VÉTÉRINAIRE

Place de l'École-de-Médecine

—

1866

PUBLICATIONS

DE M. LE DOCTEUR MICHEL PETER

Des Maladies virulentes comparées chez l'homme et les Animaux.
Grand in-8. 1863.. 2 fr. 50 c.

Quelques Recherches sur la Diphthérite et sur le Croup, faites à
l'occasion d'une épidémie observée à l'hôpital des Enfants. In-4.
1859.. 1 fr. 50 c.

Traduction de l'anglais et avec des notes de la 4ᵉ édition du
**Traité pratique de l'inflammation de l'Utérus, de son col, de ses
annexes et des rapports de cette Inflammation avec les autres
maladies utérines**, par le docteur Henri BENNET, ancien interne
des hôpitaux de Paris. 1 fort vol. in-8, avec figures intercalées
dans le texte. 1864........................... 9 fr. » ».

DE

LA TUBERCULISATION

EN GÉNÉRAL.

AVANT-PROPOS.

Ce n'est pas pour faire un vain étalage d'érudition que je me suis décidé à mettre des recherches historiques en tête de mon travail.

Mais il m'a semblé bon pour la gloire de la médecine et de l'entendement humain de faire voir comment, l'analyse scientifique aidant, la lumière s'est progressivement faite dans cette obscure question de la tuberculose.

Il m'a semblé juste de montrer l'antiquité aux prises avec des difficultés sans nombre et tirant néanmoins, à force de génie, de faits insuffisants et de moyens d'investigation rudimentaires, tout ce que l'induction pouvait en obtenir.

Cet aperçu historique est donc tout à la fois un tribut de justice envers l'esprit antique et de gratitude envers l'esprit moderne.

2 mars 1866.

I.

HISTORIQUE.

Le mot *tubercule* a été introduit dans la langue médicale par Celse. Mais, pour cet auteur, toute petite tumeur était un tubercule : ainsi des lipômes, des tumeurs osseuses, des condylômes, des furoncles reçurent de lui la désignation commune de tubercule. Le tubercule était donc un nom collectif presque aussi vague que celui de tumeur. « In hoc (capite), « dit-il, multa variaque tubercula oriuntur ; ganglia, meli- « ceridas, atheromata nominant; aliisque etiamnum voca- « bulis quædam alii discernunt : quibus ego steatomata quo- « que adjiciam. » (*Medicina,* lib. VII, cap. 6.) C'est-à-dire que le mot de tubercule n'avait qu'une valeur descriptive et n'impliquait nullement une maladie spécifique.

Une fois introduit dans la langue de la médecine, ce mot devait y faire son chemin. Les traducteurs les plus anciens d'Hippocrate s'en servirent pour rendre l'expression grecque φύμα. Et voilà que, par une singulière inadvertance, prenant le mot pour la chose, on a fait à Hippocrate l'honneur de lui attribuer la connaissance de l'état anatomique que nous désignons aujourd'hui sous le nom de *tubercule* et de l'affection que nous nommons *tuberculose.*

Il s'en faut bien qu'il en soit ainsi : en réalité, l'histoire doctrinale de la tuberculisation est une des plus confuses qui se puisse voir. Désirant mettre un peu d'ordre dans ce chaos, et voulant donner des points de repère au lecteur, j'ai divisé l'histoire de la tuberculisation en quatre phases ou périodes bien distinctes.

On comprend d'ailleurs que, dans cette esquisse historique, je me sois moins préoccupé des noms que des idées, et que je n'aie choisi dans une époque que les auteurs dont les opinions ont profité à la science, laissant de côté les hommes, même considérables, dont l'opinion venait faire double emploi.

PREMIÈRE PHASE OU PÉRIODE HIPPOCRATIQUE.

Toute tumeur est un tubercule (phyma).

Sous le nom de φύμα, Hippocrate désignait surtout les abcès froids, mais, quelquefois aussi, il appelait de ce nom les abcès chauds et même les furoncles.

En général même, tout ce qui était purulent se rattachait volontiers au mot de *phyma;* c'était l'aboutissant d'une théorie humorale qu'il est bon d'esquisser.

Des humeurs de différente nature, le sang, la bile, le phlegma, s'accumulent sur une partie donnée du corps, y séjournent un certain temps, se corrompent, se changent en pus en formant une tumeur, et ce pus corrompu donne la fièvre, la consomption et la mort.

Or, comme Hippocrate connaissait bien les maladies externes, tandis qu'il ne pouvait avoir sur les maladies internes que de très-vagues notions (l'anatomie pathologique *humaine* faisant défaut et l'anatomie pathologique *comparée* existant seule), il concluait assez volontiers des maladies tégumentaires qu'il voyait aux maladies internes qu'il ne voyait pas. Et c'est ainsi que le mot *phyma* fut transporté par lui de la pathologie externe à la pathologie interne, pour désigner ici comme là « une tumeur contenant de la matière corrompue. »

Comme les abcès froids, le psoïtis, les arthrites purulentes, voire même certaines maladies de la peau étaient des *phymata;* ainsi les hydatides pulmonaires, les abcès du médiastin, etc., furent aussi des *phymata.* Il y a même là une théorie pathogénique très-ingénieuse de l'hydrothorax que je demande la

permission d'exposer succinctement. Hippocrate avait ouvert
des animaux et surtout des chiens et des porcs, et dans leur
corps il avait trouvé des hydatides ; cette tumeur qui se rom-
pait lui avait fait croire que les collections de liquide dans la
poitrine de l'homme pourraient bien avoir une origine analogue[1]. Quant à la phthisie pulmonaire, rien de plus simple à
comprendre, pour Hippocrate. Le phlegma et la bile se con-
centrent dans le poumon et s'y corrompent (deviennent purulents) ; si la masse mûrit, il survient une douleur très-vive,
de la fièvre et de la toux ; les phymata crèvent, le pus se vide,
et il est évacué par les crachats. Cette évacuation est-elle complète, la cavité, restée vide, s'affaisse et se cicatrise. Mais si
la cavité ne se vide pas complétement, du nouveau phlegma
arrive des autres cavités, de la tête comme du ventre, dans le
phyma, qui le change constamment en pus et le malade pé-
rit de flux intestinal[2]. Qui ne voit là l'explication théorique
des accidents les plus importants de la tuberculisation pulmonaire : expectoration purulente, formation des cavernes,
leur cicatrisation possible ; au cas contraire, continuité de la
sécrétion purulente, hectisie, diarrhée colliquative et mort?
Supprimez l'idée tout hypothétique de ce phlegma qui vient
de toutes parts converger vers le phyma, et ne considérez
que la description, n'y a-t-il pas là une remarquable vue
d'ensemble et un tableau assez exact de la phthisie pulmonaire?

Dans un autre livre de la collection hippocratique on
trouve signalé ce fait remarquable, que ceux qui sont
affectés de cyphose deviennent phymatiques ; il se forme
des phymata dans leurs poumons, et ces phymata peuvent
être « durs » et « crus » (σκληρῶν καὶ ἀσπέπτων)[3]. Il y a là
très-évidemment signalée la coïncidence de la tuberculisation pulmonaire avec le mal de Pott. Quant à l'expression

. 1. J. P. Frank, Jenner, l'illustre Jenner, Dupuy et Baron, croyaient à la
nature hydatique des tubercules.
2. Περί νούσων, éd. de Kuhn, t. II.
3. Περι ἄρθρων, éd. de Kuhn, t. III.

de tubercule *cru*, elle a donné lieu à une singulière méprise. Trompé par le mot, on a confondu l'idée de Laennec avec l'idée d'Hippocrate, et l'on a cru que celui-ci avait, sur le tubercule, les mêmes opinions que celui-là[1]. Il s'en faut grandement qu'il en soit ainsi. J'ai déjà fait voir combien était vague la notion hippocratique du tubercule. Quant au mot de *crudité*, il était l'expression d'une théorie humorale et se trouvait opposé à celui de *coction*. Toute tumeur, quelle que fût d'ailleurs sa nature, était d'abord crue, et arrivait plus tard à la période de coction ou de maturation; et ces mots s'appliquaient aussi bien aux cancers qu'aux foyers purulents quelconques.

En résumé, dans toute la période hippocratique et jusqu'à Galien, qui fait cette confusion, le phyma désigne une tumeur quelconque; de sorte qu'il y a des *phymata scirrhosa*, *steatomatosa*, *strumosa* et *leprosa*, et l'on n'a que de vagues notions sur la tuberculisation proprement dite.

DEUXIÈME PHASE, PÉRIODE INDÉTERMINÉE.

Les tumeurs scrofuleuses et tuberculeuses sont seules des tubercules.

Déjà la lumière commence à se faire, un départ s'établit. D'un côté, se placent dans un même groupe la scrofule et la tuberculisation confondues encore, de l'autre sont rangées toutes les affections avec tumeur.

Dans cette manière de voir, on admet implicitement qu'il existe une maladie spécifique, qu'on décrit sans la dénommer formellement, et qui donne lieu à l'engorgement des ganglions lymphatiques, à des tumeurs froides, à des arthrites purulentes, et à des maladies pulmonaires amenant la consomption et la mort. Cette maladie dérivait d'un vice particulier. Pour les uns c'est la scrofule, pour les autres la phthisie pulmonaire.

_____
1. Cette erreur a été commise par Kalliburcis et Hirsch.

Ces idées se conservent jusqu'à la fin du siècle dernier. Ainsi Morton rattache les tubercules des poumons à la phthisie scrofuleuse, et il signale la coïncidence de cette maladie pulmonaire avec le gonflement des glandes tégumentaires. Ces tumeurs glanduleuses, comme les petites tumeurs des poumons, avaient pour lui une période de crudité ou période phlegmatique (froide) et une période chaude ou de coction, d'inflammation [1].

Pour Morton, donc, comme pour les anciens, la désignation de *cru* et de *cuit* ne se rattache pas encore à l'évolution *génésique* du tubercule, mais il s'agit toujours de deux états *physiques*, c'est-à-dire d'un état « dur et froid » et d'un état « mou et chaud. »

Portal fait un pas en avant et entrevoit une vérité doctrinale. Pour lui, les tumeurs glanduleuses des poumons, bien que toujours de nature scrofuleuse, pouvaient *exister sans scrofule tégumentaire*. Il établit même une certaine différence entre ces deux sortes de tumeurs : *les tumeurs scrofuleuses des glandes sont stéatomateuses.*

Tel est le premier germe de la séparation de la tuberculisation d'avec la scrofule.

Fr. Hoffmann professe des idées analogues, mais c'est surtout Hufeland [2] qui insiste sur la nature stéatomateuse des productions scrofuleuses, et c'est ainsi que la phthisie tuberculeuse tend à devenir complétement indépendante de la phthisie scrofuleuse.

A Baillie revient l'honneur d'avoir décrit isolément, abstraction faite des scrofules, les tubercules pulmonaires, et il prépare la troisième phase de l'histoire du tubercule.

Baillie décrit dans le poumon de petits corps ronds ou tubercules, de la grosseur d'une très-petite tête d'épingle, prenant leur point de départ dans le *tissu cellulaire* du pou-

---

1. Voir sa *Phthisiologia,* passim.
2. *Uber die Nat. Erkentniss und Heilart der Skrofelkrankheit,* 3ᵉ auft. Berlin, 1819.

mon. Ces tubercules s'agglomèrent, obstruent les vésicules
pulmonaires. Ils n'ont pas d'enveloppe propre, consistent en
une masse blanche, lisse et très-dure, et contiennent quelquefois du pus coagulé et concret.

Les tubercules de grande dimension contiennent parfois de petits abcès. *C'est cette transformation des tubercules
en abcès qui amène la consomption.*

Mais partout ailleurs que dans le poumon, Baillie ne reconnaît que des scrofules, c'est-à-dire qu'il méconnaît la
tuberculisation dans ce qu'elle a de général.

C'est ainsi qu'après avoir décrit les tubercules du poumon
(*tubercles*), il parle des tubercules du péritoine en les dési-
gnant sous le nom de *scrofulous masses adhering to the perito-
næum*. Puis, revenant à la confusion doctrinale dont il s'était
émancipé un moment, il dit en parlant des tubercules de la
rate : que cet organe est parfois recouvert de « petits tubercules très-semblables aux tubercules *scrofuleux* des poumons. » Il s'agit évidemment là de granulations miliaires,
et l'on voit que Baillie n'était qu'en partie sur la voie de la
vérité.

Peu de temps après Baillie, Vetter de Vienne[1] décrit quatre
variétés de phthisie pulmonaire, et il y a là un véritable progrès nosologique.

La première variété amène des inflammations et donne
lieu à des abcès qui s'ouvrent et forment des vomiques ; ces
abcès vidés peuvent se cicatriser. C'est la « *phthisis pulmo-
nalis.* » Dans la seconde variété, qu'il appelle « *tabes pulmo-
num* » et qui est héréditaire, on rencontre des tubercules
proprement dits. Ces tubercules se réunissent quelquefois
et suppurent, mais le pus formé ressemble plutôt à une substance blanchâtre et caséeuse qu'à du pus proprement dit.
Elle se trouve déjà dans le tubercule dur et non encore
purulent.

La troisième variété est la phthisie tuberculeuse atteignant
les ganglions bronchiques.

1. *Aphorismes sur l'anatomie path.*, Vienne, 1803.

La quatrième variété est la phthisie trachéale, donnant lieu à des abcès périchondriques du larynx.

L'auteur n'est pas fixé sur le siége exact du tubercule. Celui-ci se développe-t-il dans le tissu conjonctif qui environne les cellules? est-ce dans les cellules mêmes du poumon? L'auteur croirait plutôt qu'il réside dans les cellules elles-mêmes, car les tubercules du foie, des reins, de l'utérus, etc., offrent un aspect tout différent, tandis que le tissu cellulaire est partout le même.

Vetter ne parle point de scrofules, il désigne même comme une erreur nationale la tendance de Baillie à voir des scrofules partout.

Enfin Bayle arrive et le tubercule est décidément et nettement distingué de la scrofule.

TROISIÈME PHASE, OU PÉRIODE DE BAYLE ET DE LAENNEC.

Le tubercule définitivement distingué de la scrofule.

Avec Bayle le tubercule *scrofuleux* disparaît et le tubercule spécifique tel que nous le connaissons est affirmé.

Mais Bayle ne s'est occupé que de la phthisie pulmonaire, et dans les six espèces qu'il en admet, la phthisie tuberculeuse n'occupe qu'une seule place, la plus importante, il est vrai.

A côté d'elle se place la phthisie granuleuse, qui en est différente au même titre que la phthisie cancéreuse.

Ainsi commence cet antagonisme doctrinal que nous aurons à exposer plus tard et qui fait de la granulation un produit morbide différent du tubercule.

Bien autrement puissant par le génie que Bayle, Laennec envisage le tubercule dans sa généralité, et, s'il le décrit surtout dans les voies respiratoires, il l'envisage aussi en lui-même, décrit son évolution et fait voir qu'il est un produit morbide partout et toujours identique à lui-même. Pour lui granulation et tubercule sont des productions de même nature.

Depuis cette époque, seuls quelques esprits retardataires, plus frappés par les analogies que par les dissemblances, croient encore que scrofule et tuberculisation sont une même chose. La lumière est faite et l'immense majorité des médecins admettent la différence de nature de ces deux affections.

QUATRIÈME PHASE OU PÉRIODE CONTEMPORAINE.

Le tubercule distingué des productions tuberculoïdes.

La critique moderne, aidée des recherches micrographiques, a distingué encore; et, tout en respectant l'œuvre de Laennec dans son ensemble, tout en admettant comme une vérité désormais inébranlable la distinction de la scrofule et de la tuberculose, tout en acceptant, généralement, l'identité de nature du tubercule et de la granulation, elle tend à rejeter la nature tuberculeuse de l'infiltration décrite par Laennec. Cette altération anatomique n'est, dans les poumons, dans les glandes lymphatiques, etc., qu'un produit de phlegmasie, un état tuberculoïde.

Je n'insiste pas davantage, ce serait anticiper sur le sujet même que j'expose dans la deuxième et dans la troisième partie de mon travail. Je dirai seulement, en terminant cette rapide esquisse historique, que, dans chacune des périodes que j'ai admises dans l'histoire nosologique de la tuberculisation, des ouvrages ont paru, qui s'inspiraient surtout des doctrines de la période antérieure; mais ce qui domine, au milieu de ces périodes mêmes, c'est, dans la plupart des œuvres d'une époque, la tendance vers la vérité.

II.

DU TUBERCULE.

§ 1. ANATOMIE DU TUBERCULE.

1° Tubercule à l'œil nu.

Je cite presque textuellement la description des tubercule telle que nous l'a donnée Laennec, d'abord parce que c'est un fragment détaché d'un monument impérissable, ensuite, et surtout, parce qu'on y trouve implicitement et explicitement tout ce qu'il y a à dire et tout ce que l'on dit du tubercule. La description de Laennec sera en quelque sorte la base d'opération sur laquélle j'appuierai toute la discussion anatomique du tubercule, et le criterium auquel je rapporterai toutes choses.

« La matière tuberculeuse [1] peut se développer sous deux formes principales, celles de CORPS ISOLÉS et d'INFILTRATIONS : chacune de ces formes présente plusieurs variétés, qüi tiennent principalement à leurs divers degrés de développement.

« Les tubercules isolés présentent quatre variétés principales, que nous désignerons sous les noms de *tubercules miliaires, tubercules crus, granulations tuberculeuses,* et *tubercules enkystés.*

« L'infiltration tuberculeuse présente également trois variétés, que nous désignerons sous les noms d'*infiltration tu-*

---

1. LAENNEC, *Traité de l'auscultation médiate,* t. II, p. 14 et suiv.

berculeuse informe, d'*infiltration tuberculeuse grise*, et *d'infiltration tuberculeuse jaune*.

« Quelle que soit la forme sous laquelle se développe la matière tuberculeuse, elle présente dans l'origine l'aspect d'une *matière grise* et *demi-transparente*, qui peu à peu devient jaune opaque et très-dense. Elle se ramollit plus tard, acquiert peu à peu une liquidité presque égale à celle du pus, et est ensuite expulsée.

« *Tubercules miliaires.* — Les tubercules *miliaires* sont la *forme la plus commune* qu'affecte la matière tuberculeuse. Leur aspect est celui de petits grains gris et *demi-transparents*, quelquefois même presque diaphanes et incolores, d'une consistance un peu moindre que celle des cartilages; leur grosseur varie depuis celle d'un grain de millet jusqu'à celle d'un grain de chènevis; leur forme, obronde au premier coup d'œil, est moins régulière quand on les examine de près et à la loupe; quelquefois même ils paraissent un peu anguleux; ils sont intimement adhérents au tissu où ils se développent. Ces grains grossissent par intus-susception, et se réunissent ainsi par groupes. Avant que cette réunion arrive, un petit point d'un *blanc jaunâtre* et *opaque* se développe au centre de chaque tubercule, et, gagnant du centre à la circonférence, envahit la totalité du tubercule à mesure qu'il grossit. Au bout d'un certain temps, l'envahissement de la matière jaune devient complet, et le groupe tout entier ne forme plus qu'une *masse homogène d'un jaune blanchâtre*, d'une texture un peu moins ferme et plus humide que celle des cartilages : on le nomme alors tubercule jaune cru ou simplement *tubercule cru*. Lorsqu'il y a très-peu de tubercules, une centaine par exemple, ou moins, dans un poumon, ces tubercules isolés acquièrent quelquefois la grosseur d'un noyau de cerise, d'une aveline et même d'une amande. Il est très-rare qu'ils passent ce dernier volume; et les masses tuberculeuses crues plus volumineuses que l'on rencontre dans les poumons sont ordinairement le produit de l'agrégation de plusieurs tubercules ou de l'infiltration tuberculeuse.

« *Granulations miliaires tuberculeuses.* — Cette variété rare des tubercules a été décrite pour la première fois par Bayle, qui a été trop frappé peut-être par les caractères très-saillants, il est vrai, qu'elle présente, et qui lui ont fait croire qu'elle constituait une production accidentelle étrangère aux tubercules.

« Les granulations miliaires ont à peu près la grosseur d'un grain de millet ; leur forme est exactement arrondie ou ovoïde ; elles diffèrent en outre des tubercules ordinaires par l'*uniformité de leur volume* et leur *transparence incolore*. Elles sont ordinairement disséminées en quantité innombrable dans l'étendue d'un poumon souvent tout à fait sain d'ailleurs, ou d'une grande partie de cet organe, sans qu'on en trouve pourtant plusieurs réunies en un groupe. Quelquefois cependant elles forment, par leur multitude dans certains points et leur rapprochement, des masses ou noyaux fermes. Lorsqu'on incise ces masses, on distingue chacune de ces granulations isolées et séparées des autres par un tissu cellulaire tout à fait sain ou légèrement infiltré de sérosité.

« Bayle *s'est évidemment trompé* en regardant ces granulations comme *une espèce de production accidentelle différente des tubercules*, et surtout en les considérant *comme des cartilages accidentels* ; car, si son opinion était fondée, on les verrait quelquefois passer à l'état osseux, ce qui ne s'est jamais vu. En les examinant, au contraire, avec attention, on peut se convaincre que ces granulations se transforment en tubercules jaunes et opaques. Lors même qu'elles sont le plus diaphanes et tout à fait incolores, quelques-unes présentent une légère teinte grisâtre qui ne permet plus de les distinguer des tubercules miliaires ordinaires, ou un reflet opalin. En incisant ces dernières, on trouve au centre un point jaune et opaque, indice non équivoque du commencement de leur transformation en tubercules jaunes crus.

« Les granulations miliaires ne se rencontrent guère, d'ailleurs, que dans les poumons où il existe en même temps d'autres tubercules plus volumineux et assez avancés pour que leur caractère soit incontestable.

« Le développement des tubercules dans les divers systèmes d'organes présente encore une série de faits propres à prouver que, dans leur premier état, et à une époque voisine de celle de leur formation, ces productions accidentelles sont toujours diaphanes ou demi-transparentes, incolores ou légèrement grises : les granulations tuberculeuses que l'on observe à la surface de la plèvre et du péritoine sont quelquefois incolores et tout à fait diaphanes, d'autres fois grises et demi-transparentes. Dans l'un et l'autre état, elles présentent souvent un point jaune et opaque au centre; et quelquefois, enfin, on les trouve converties en matière tuberculeuse plus ou moins ramollie. Il n'est pas rare de voir *tous ces divers degrés de développement sur la même membrane.* Les ulcères que l'on rencontre si souvent dans les intestins des phthisiques présentent ordinairement dans leur fond des tubercules miliaires qui offrent les mêmes variétés de couleur et de transparence. Le tissu des glandes lymphatiques qui contiennent des tubercules offre autour de ces productions une légère demi-transparence et une teinte d'un gris de perle, indice non équivoque de la transformation prochaine et complète de la glande en matière tuberculeuse. Enfin Bayle a trouvé la rate remplie de petits corps grisâtres qu'il regarde lui-même comme des tubercules.

« L'erreur de Bayle à cet égard vient surtout de ce qu'il n'avait pas assez distingué le tissu gris et demi-transparent qui constitue les tubercules à leur état de crudité. Plusieurs de ses observations montrent cependant qu'il l'avait entrevue, mais sans se rendre un compte bien exact des rapports et des différences qui pouvaient exister entre cette matière grise demi-transparente et les tubercules jaunes et opaques.»

On comprend que si je cite si longuement Laennec, c'est parce que la doctrine de Bayle a trouvé de nos jours de nouveaux partisans.

Nous arrivons maintenant à ce que je crois être une erreur de Laennec : *l'infiltration tuberculeuse.* Il est vraisemblable que cette infiltration n'est qu'un produit de phlegmasie. Laennec a été trompé par la couleur grise de l'exsudat à son

premier degré de développement, et par l'apparition ultérieure de points jaunes, *caséeux*, disséminés au centre du
produit morbide ; double condition que Laennec considé-
rait comme caractéristique du tubercule.

Andral et Chomel, à l'époque même de Laennec, ne con-
sidéraient cette lésion que comme le résultat d'une phlegmasie chronique. Nous verrons tout à l'heure que Virchow
et la plus grande partie des micrographes sont d'accord sur
ce point avec Andral et Chomel.

Voici ce que dit Laennec ; le lecteur aura ainsi sous les
yeux toutes les pièces du procès.

« *Infiltration tuberculeuse grise.* — Cette infiltration se forme
fréquemment *autour des excavations tuberculeuses.* On la voit
aussi se développer primitivement dans les poumons qui ne
contiennent pas encore des tubercules ; *mais ce cas est extrêmement rare.* Quelquefois cependant des masses tuberculeuses
d'un grand volume se forment par suite d'une semblable
imprégnation ou infiltration de matière tuberculeuse au
premier degré ou demi-transparente, et sans développement
préalable de tubercules miliaires. Le tissu pulmonaire ainsi
engorgé est dense, humide, tout à fait imperméable à l'air,
d'une couleur grise plus ou moins foncée ; et lorsqu'on le
coupe en tranches minces, les lames enlevées, presque aussi
fermes qu'un cartilage, présentent une surface lisse et polie
et une texture homogène dans laquelle on ne distingue plus
rien des aréoles pulmonaires. A mesure que ces indurations
passent à l'état de tubercules crus, on y voit se développer
une quantité de petits points jaunes et opaques qui, en se
multipliant et en grossissant, finissent par envahir la totalité
de la portion endurcie, et la transformer en infiltration tuberculeuse jaune crue.

« Cette infiltration tuberculeuse grise a été prise, dans ces
derniers temps, par des observateurs trop peu exercés, pour
la *péripneumonie chronique.*

« *Infiltration tuberculeuse gélatiniforme.* — On rencontre
très-souvent *entre les tubercules miliaires* une infiltration ordinairement peu étendue, formée par une matière très-humide

plutôt que liquide, incolore ou légèrement sanguinolente, et qui a l'aspect d'une belle gelée plutôt que celui de la sérosité. On serait tenté quelquefois de croire que ce n'est qu'un œdème formé par une lymphe très-visqueuse ; mais cette infiltration diffère de l'œdème du poumon en ce qu'on n'y distingue presque plus ou plus du tout les cellules aériennes, qui paraissent fondues en gelée. Peu à peu cette matière acquiert plus de consistance et se transforme, par des degrés insensibles, en celle qui a été décrite tout à l'heure. Dans les endroits mêmes où elle a le plus de transparence et de liquidité, on remarque souvent de petits points jaunes évidemment tuberculeux et enfin, comme pour l'infiltration grise, tous les degrés de la conversion en matière tuberculeuse jaune crue. Laennec pense donc que cette matière gélatiniforme n'est autre chose qu'une variété de la matière tuberculeuse demi-transparente et grise. Cette matière a été encore prise récemment, dit-il, pour un *produit d'inflammation chronique.* »

Laennec ajoute que la transformation de l'infiltration tuberculeuse grise et gélatiniforme en matière jaune crue est quelquefois tellement rapide, qu'on ne trouve plus aucune trace de ces deux matières primitives dans les poumons qui présentent des masses tuberculeuses jaunes crues très-volumineuses, et évidemment produites par l'infiltration, et non pas par la réunion d'un grand nombre de tubercules miliaires.

« *Tubercules enkystés.* — Quelquefois, mais très-rarement, une membrane demi-cartilagineuse préexiste au ramollissement des tubercules, et la date de sa formation paraît être aussi ancienne que celle des tubercules eux-mêmes. Cette disposition constitue les tubercules enkystés de Bayle.

« La texture de ces kystes est tout à fait semblable à celle des cartilages, mais seulement un peu moins ferme. Ils adhèrent fortement par leur surface externe aux parties qui les environnent, et ne peuvent en être séparés qu'en coupant ou en déchirant. La matière tuberculeuse, avant son entier ramollissement, leur est aussi fort adhérente ; mais on peut cependant les en détacher, et l'on trouve alors la surface interne du kyste lisse et polie, quoique inégale et quelquefois même comme raboteuse. On trouve plus souvent des tubercules enkystés dans les glandes bronchiques que dans le tissu pulmonaire lui-même. »

2° Tubercule au microscope.

De même que j'ai pris le texte de Laennec comme type de la description du tubercule à l'œil nu, ainsi je prendrai le texte de Virchow comme type de la description du tubercule au point de vue microscopique.

Pour Virchow, le tubercule est un *grain*, un *nodule*, et ce nodule est une néoplasie qui, au moment de son apparition, possédait nécessairement la *structure cellulaire* et provenait, comme les autres néoplasies, du *tissu conjonctif*. Quand cette néoplasie est arrivée à un certain stade de son développement, elle apparaît au milieu du tissu normal qu'elle occupe, sous forme d'une petite nodosité saillante composée de *petites cellules à un ou plusieurs noyaux*. Ce qui caractérise surtout la néoplasie est sa *richesse en noyaux*, de sorte que quand on la considère à la surface du tissu on ne voit presque que des noyaux. Si l'on isole ces produits, on trouve soit de petits éléments avec un noyau dont la petitesse est telle que la membrane s'applique directement sur le noyau, soit des cellules plus volumineuses, dans lesquelles les noyaux sont *divisés* et peuvent se trouver au nombre de *douze, vingt-quatre, trente* même dans une seule cellule; les noyaux sont petits, homogènes et d'un aspect un peu luisant.

Il en résulte que le tubercule, vu au microscope, présente l'aspect suivant : vers le centre de la préparation une accumulation de petits grains brillants, tassés les uns contre les autres, ce sont des noyaux libres; tandis que, vers la périphérie, les noyaux moins nombreux, moins pressés, sont contenus dans une enveloppe qui est celle des corpuscules plasmatiques, étoilés et fusiformes, du tissu conjonctif.

On comprend que ce type peut varier; mais ce qu'on

trouve toujours, c'est une accumulation de noyaux libres et de corpuscules fusiformes contenant une certaine quantité de ces mêmes noyaux ; le tout placé au milieu d'une sub-stance intermédiaire finement granuleuse, et qui forme la gangue de la production morbide.

On ne voit, le plus habituellement, ni vaisseaux sanguins ni vaisseaux lymphatiques. Ceux que l'on peut parfois y rencontrer, soit à l'état naturel, soit à la suite d'une in-jection artificielle, ne sont autres que ceux du tissu où s'est développé le tubercule qui les a englobés dans sa substance.

Le tubercule, dit encore Virchow, qui d'après son déve-loppement se rapproche beaucoup du pus, dont il possède les petits noyaux et les petites cellules, se distingue des formes d'une organisation supérieure, du cancer, du cancroïde, du sarcome, parce que les éléments de ces dernières néopla-sies sont *gros, volumineux, colossaux* même, et possèdent des noyaux et des nucléoles fort développés. Le tubercule est toujours une *production pauvre*, une *néoplasie misérable* dès son début. A l'époque où il commence à se former, le tuber-cule, comme toutes les néoplasies, peut être *traversé par des vaisseaux;* quand il augmente de volume, ses petites cel-lules nombreuses, formant une troupe de plus en plus serrée, se pressent tellement les unes contre les autres, que les petits vaisseaux en sont oblitérés et que les gros troncs traversant la tumeur sont seuls conservés. Ordinairement il se produit très-promptement une *métamorphose graisseuse*, incomplète d'ordinaire, au centre de la nodosité, dans le point occupé par les plus anciens éléments. Alors il n'y a plus trace de liquide, les éléments se ratatinent, le centre devient jaune et perd sa transparence ; on voit une tache jau-nâtre au milieu du grain grisâtre et transparent. C'est la mé-tamorphose caséeuse qui caractérisera plus tard le tuber-cule. Cette modification s'étend en dehors de cellule à cellule, et il peut se faire que tout le nodule subisse cette transfor-mation.

Virchow veut conserver le mot *tubercule* pour caractériser cette production, et cela parce que le grain tuberculeux n'augmente jamais de volume, ne devient jamais une tubérosité. Ce que l'on appelle gros tubercule, ce qui atteint le volume d'une noix, d'une pomme d'api, ce que l'on trouve dans le cerveau, par exemple, toutes ces productions *ne sont pas des tubercules simples*. Une tumeur semblable contient plusieurs milliers de tubercules ; c'est un réseau entier qui s'accroît, non pas parce que le foyer primitif se développe, mais parce que de nouveaux foyers se forment et s'accroissent à la périphérie. Si l'on étudie la nodosité, qui est d'un blanc jaunâtre, sèche, caséeuse, on voit à son pourtour une couche molle et vasculaire qui la sépare de la substance cérébrale voisine, et qui forme une aréole mince de tissu conjonctif et de vaisseaux. C'est dans cette couche que se trouvent les nodules les plus jeunes, en nombre plus ou moins considérable ; ils se déposent en dehors, et le gros tubercule se développe par l'apposition continue de petits foyers nouveaux, qui subissent tous la transformation caséeuse : voilà pourquoi on ne peut considérer le gros tubercule, sa composition étant connue, comme un tubercule simple. *Le tubercule reste toujours petit*, ou, comme on dit ordinairement, *miliaire*.

Ainsi, dans le tubercule, la *forme* (nodosité) et l'*essence* de la néoplasie sont étroitement liées l'une à l'autre. La forme est due au développement du tubercule, qui provient tantôt des éléments isolés du tissu conjonctif, tantôt d'une dégénérescence des groupes de corpuscules conjonctifs. *Le tubercule se présente toujours sous forme de grain.* Quand il a atteint un certain volume, quand les générations d'éléments nouveaux (lesquels résultent de la division successive des anciens éléments) sont nombreuses et serrées les unes contre les autres, elles finissent par *se gêner dans leur développement mutuel ;* elles *oblitèrent les vaisseaux* du tubercule *et les font* peu à peu *disparaître ;* elles *suppriment* ainsi *ce qui leur apportait la nourriture*, et elles finissent par *se détruire*, par *mourir ;* et à leur place on ne trouve alors que du détritus, qu'une matière ratatinée, décomposée et caséeuse.

Si la *transformation caséeuse* est la *terminaison régulière* du tubercule , elle *n'en est pas la terminaison nécessaire.* Dans quelques cas rares, le tubercule peut être résorbé à la suite d'une métamorphose graisseuse complète ; d'un autre côté, *d'autres formes de néoplasies cellulaires peuvent aboutir à cette métamorphose caséeuse :* ainsi le pus, le cancer, le sarcome peuvent devenir caséeux. Ce mode de terminaison ne saurait donc être proposé pour caractériser le tubercule : bien plus, il est impossible de juger par certains stades de la métamorphose régressive , si c'est à des tubercules qu'on a affaire.

Aussi Virchow dit-il qu'il est impossible d'étudier l'essence du tubercule quand il est devenu caséeux ; il faut l'observer à l'époque où la prolifération véritable se fait[1].

Ainsi, pour Virchow, le tubercule ne provient pas d'un exsudat, il résulte d'une production exagérée de cellules du tissu conjonctif, dans l'intérieur desquelles se développe un nombre également exagéré de noyaux. Dans la masse ainsi formée, les cellules, devenues trop nombreuses, finissent par s'étouffer les unes les autres en même temps qu'elles compriment et oblitèrent leurs vaisseaux nourriciers : elles meurent alors d'asphyxie et de faim. Une fois mortes, les cellules avec leurs noyaux deviennent ce que deviennent les cadavres enfouis, elles passent à l'état graisseux, elles se transforment en *gras de cadavre*, et ce phénomène n'est qu'un fait de cadavérisation. On aurait donc tort de considérer l'état caséeux (c'est-à-dire graisseux) comme l'état caractéristique du tubercule ; il n'est que l'indice de la dégénérescence de celui-ci. Cette transformation graisseuse étant propre à tout tissu dans lequel la vie a cessé, ne saurait servir à caractériser l'un d'entre eux.

Laennec, dit encore Virchow, a introduit dans la question du tubercule une confusion qui sera bien difficile à dissiper, en admettant deux formes de tubercules pulmonaires, *l'infiltration tuberculeuse* et la *granulation tuberculeuse.* Par l'idée d'infiltration il s'écartait complétement de l'idée tradition-

1. *Pathologie cellulaire, passim.*

nelle, il ne s'agissait plus de *nodosité*, mais d'une *pénétration égale de tout le parenchyme :* on tendait donc à quitter la voie suivie par l'antiquité : la *forme* de la production n'était plus comptée pour rien. On arriva de la sorte à considérer *l'état caséeux* du tubercule comme le *caractère commun* à toutes les variétés de produits tuberculeux. C'est ainsi qu'on en est venu à penser que le tubercule pouvait se former, dès que dans un *exsudat quelconque* les parties liquides, étant résorbées, cet exsudat s'épaississait, devenait trouble, perdait sa transparence, *prenait l'aspect caséeux*, et restait dans cet état au sein d'un organe.

L'expression de *corpuscule tuberculeux*, qui est encore assez souvent employée, *se rapporte au stade caséeux.* Lebert pensait que ces productions n'avaient aucune analogie avec les formes connues ; qu'elles n'étaient ni cellules, ni noyaux, ni rien d'analogue, mais « de petits corpuscules arrondis, solides, contenant quelquefois des particules graisseuses. » En étudiant le développement de ces corpuscules dans tous les points où ils se forment, on peut se convaincre qu'ils *proviennent d'anciens éléments organiques* ayant une forme spéciale ; qu'ils *ne sont pas des produits avortés,* une tentative manquée d'organisation, mais qu'*ils* ONT ÉTÉ *des éléments complets, gênés* de bonne heure *dans leur développement* par des circonstances contraires, et qu'ils se sont ratatinés d'une manière précoce.

C'est l'infiltration tuberculeuse des poumons qui a conduit Reinhardt à dire que la *tuberculose est le résultat de la transformation de produits inflammatoires,* et que *toute masse tuberculeuse* est du *pus épaissi.* On peut, en effet, dans la majorité des cas, rapporter l'infiltration tuberculeuse à une masse primitivement inflammatoire, purulente ou catarrhale, qui s'est ratatinée peu à peu à la suite d'une résorption incomplète, et reste dans cet état après s'être ainsi modifiée. Mais ce n'est pas du tubercule que Reinhardt examinait alors. Il s'est égaré dans la voie ouverte par Laennec d'abord, et défendue ensuite par l'école de Vienne ; il n'aurait pas commis cette erreur s'il avait conservé la notion de *nodo-*

sité et comparé le tubercule dans tous les organes où il se produit.

Presque tout ce qui se produit dans le cours de la tuberculose, et qui n'a pas la forme d'un nodule est, suivant Virchow, un *produit inflammatoire épaissi, et n'a aucun rapport direct avec le tubercule.*

La notion des corpuscules de Lebert a conduit M. Robin lui-même à nier la nature tuberculeuse des petites granulations de la pie-mère, qui sont cependant bien des tubercules. La raison invoquée en effet par M. Robin c'est que le *corpuscule tuberculeux* est *un corps solide* NON CELLULAIRE, et qu'il a trouvé des cellules complétement conservées dans les granulations des méninges. Il devient alors impossible de décrire le tubercule véritable ; on l'a accouplé avec des produits éventuels, et l'on a perdu les notions sérieuses qu'on possédait antérieurement[1].

On voit que Virchow, d'accord avec quelques contemporains de Laennec, rejette complétement l'infiltration dite tuberculeuse, qui est pour lui un produit de phlegmasie chronique. Il n'admet comme tubercule que ce qui a la forme de nodosité (*tuber*), la granulation comme le tubercule miliaire : le volume importe peu à la chose ; tandis qu'ici la *forme* fait partie intégrante du *fond*.

A côté de la doctrine de Virchow se place immédiatement celle de Villemin, qui en est une émanation.

Villemin, dans un travail extrêmement remarquable, procédant du simple au composé, étudie les tubercules sur les tissus les plus simples, les membranes séreuses, et il arrive ainsi à démontrer que le type du tubercule est la granulation. Inversement il démontre aussi que, dans les parenchymes et surtout dans le poumon, on a considéré comme du tubercule des produits de phlegmasie chronique, en partant de cette idée erronée que l'état caséeux était la caractéristique du tubercule. On trouvera plus loin le résumé de ses opinions à propos des tubercules pulmonaires (voir p. 45).

1. *Pathologie cellulaire.*

Niemeyer décrit, dans le poumon :

1° La *tuberculose miliaire chronique*, qui est la phthisie pulmonaire ;

2° La *tuberculose infiltrée*, qui est la *pneumonie tuberculeuse* ou caséeuse, accompagnant les néoplasmes de la tuberculose miliaire chronique. C'est, en d'autres termes, l'*infiltration grise* et *jaune* de Laennec et des auteurs qui l'ont suivi ;

3° La *tuberculose miliaire aiguë*, qui est la phthisie aiguë des auteurs français.

La seconde forme de Niemeyer serait plus exactement appelée la pneumonie chronique des *tuberculeux*. En effet, « l'infiltration dite tuberculeuse d'individus parfaitement sains auparavant peut se compliquer, dit Niemeyer, de tuberculose laryngienne et intestinale secondaires, ce qui nous force bien à admettre chez ces personnes une diathèse tuberculeuse. »

Les mêmes opinions sont très-succinctement et très-clairement exposées dans les excellentes notes dont Cornil a enrichi l'ouvrage de Niemeyer.

Enfin, s'il m'était permis de me citer, je dirais que mon observation personnelle est d'accord avec la doctrine si bien exposée par Virchow.

On peut voir que cette idée d'une confusion faite entre le vrai tubercule et les produits de phlegmasie chronique est aussi l'idée de Robin, qui donne à ces derniers produits le nom significatif de *phymatoïdes*.

Quant aux *granulations grises* du poumon, elles sont pour notre illustre professeur d'histologie :

1° Tantôt de petites tumeurs épidermiques d'épithélium pavimenteux des culs-de-sac bronchiques ;

2° Le plus souvent des masses de matière amorphe, granuleuses, parsemées de *cytoblastions*, isolées (granulations grises de l'affection dite *phthisie aiguë*) ou confluentes (infiltration grise demi-transparente), avec ou sans éléments fibroplastiques.

3° D'autres fois, *mais rarement*, elles sont formées surtout d'éléments fibro-plastiques ; telles sont celles de la surface des séreuses ;

4° Enfin de petits amas de pus concret ou demi-concret.

Il ne faudrait pas croire, d'après ce que je viens de dire, qu'il y ait accord unanime des auteurs au point de vue de la structure histologique du tubercule. Un savant très-recommandable, M. Mandl, a sur le tubercule des idées bien différentes de celles que je viens d'exposer. Pour lui le tubercule est un produit *d'exsudation*, formé par une matière amorphe, finement granulée, ne contenant *ni noyaux, ni cellules caractéristiques*, et dont l'analogue se retrouve dans beaucoup d'autres produits pathologiques, tels que le cancer réticulaire, la pneumonie chronique, etc. — Le tubercule n'occupe pas de siége spécial et peut être exsudé partout. — Enfin tubercule et granulation sont deux choses entièrement distinctes, et l'une des principales raisons sur lesquelles s'appuie M. Mandl, c'est que, dans les granulations il existe précisément des cellules.

D'après M. Gruby le tubercule se développerait dans les petites artérioles et dans les artérioles capillaires. Il siégerait entre la tunique jaune et la tunique externe. Son point de départ est une petite cellule. Cette cellule est hyaline et contient des granulations. Dès le début, elle est ovale, ronde, incolore. A mesure que le nombre des cellules augmente, elles se compriment les unes les autres et prennent la forme anguleuse, qu'elles conservent jusqu'au moment où elles se dissolvent par ramollissement et se transforment en molécules par liquéfaction.

Les cellules tuberculeuses se distinguent du globule de pus, en ce qu'elles ne se gonflent pas dans l'eau, en ce que leur enveloppe ne se rompt pas par le gonflement comme celle du globule de pus, en ce que les acides acétique, oxalique, tartrique, nitrique étendus, ne transforment pas ces cellules en noyaux; en ce qu'elles ne présentent pas de noyaux distincts et ne possèdent pas le mouvement moléculaire. La cellule tuberculeuse ressemble cependant, et c'est là son unique analogie, aux globules de pus provenant de pustules varioliques au moment de leur dessiccation. Cette analogie est fondée sur ce que ces globules ont perdu leur enveloppe et qu'ils sont devenus anguleux (Gruby).

Résumé. — En résumé, pour la plupart des micrographes, le tubercule peut se présenter sous deux formes distinctes : le tubercule miliaire et la granulation grise. Mais il n'y a là qu'une différence de *volume* et non point de nature. 1° Au point de vue macrographique, tous deux sont, à leur début, des nodosités grises, demi-transparentes ; tous deux deviennent opaques du centre à la circonférence, et tous deux se ramollissent; 2° au point de vue micrographique, tous deux résultent de la prolifération des cellules plasmatiques du tissu conjonctif et de la prolifération des noyaux de ces cellules, et tous deux ne deviennent opaques et ne se ramollissent que par la mort et l'altération, rétrograde alors, de ces éléments histologiques.

Le tubercule proprement dit passe ordinairement par toutes ces périodes ; la granulation peut rester demi-transparente, ou devenir opaque seulement et ne se point ramollir. Cela tient à l'abondance du produit et à son excessive généralisation, mais non point à sa nature intime.

En effet, les tubercules se forment lentement et marchent de même; relativement peu nombreux, ils altèrent assez peu l'organe, qu'ils n'envahissent que par degrés, et en compromettent d'abord assez modérément les fonctions pour que la vie de l'individu soit compatible un assez long temps avec leur présence : de sorte qu'ils peuvent accomplir sur le vivant leur complète évolution.

Au contraire, les granulations apparaissent d'une façon brusque, violente, elles envahissent d'emblée tout un organe ou tout un organisme, ne restent probablement petites que parce qu'elles sont nombreuses, — perdant ainsi en volume ce qu'elles gagnent en quantité ; — elles compromettent rapidement par leur nombre la fonction de l'organe et la vie, et font périr l'individu avant d'être mortes elles-mêmes.

3° Phases ultérieures du tubercule.

Ce que nous avons vu par l'exposition de Laennec et de Virchow nous a déjà démontré que le tubercule ne reste pas indéfiniment un corps grisâtre et solide. Mais il importe de bien se rendre compte du mécanisme de ses transformations.

Après l'évolution l'*involution*. Cette involution peut être *destructive* ou *curative*, non pas par rapport au tubercule, mais eu égard aux tissus qui l'avoisinent.

1° *Involution destructive.*

1° *Ramollissement.* — Nous avons vu avec Virchow que la prolifération exagérée des cellules du tissu conjonctif et des noyaux de ces cellules ne pouvait pas être indéfinie et trouvait sa limite dans son exagération même. Nous avons vu que cellules et noyaux s'étouffaient par compression réciproque et mouraient par oblitération vasculaire; nous avons vu qu'il y avait là une double cause de mort pour le tubercule : cause physique, la compression; cause physiologique, la cessation de l'apport du sang.

Alors le tubercule subit la loi de tout corps privé de vie, il passe à l'état graisseux. Et ce qui prouve bien que c'est en lui-même que se trouvent les causes de sa dégénérescence, c'est que l'état graisseux débute par le centre du tubercule, c'est-à-dire le plus loin possible des vaisseaux nourriciers. Cette transformation se manifeste par l'apparition d'un point opaque au centre du produit morbide. Puis la transformation gagnant de proche en proche, du centre à la périphérie, le tubercule devient opaque dans toute son étendue.

Jusque-là il y a changement de texture et d'aspect, mais non point de consistance. Bientôt cependant le tubercule opaque *se ramollit*. C'est alors qu'apparaissent dans le tubercule « ce liquide granuleux et ces corpuscules sans noyau renfermant quelques granules dans leur substance, » que

Lebert avait pris pour les corpuscules caractéristiques du tubercule, et qui ne sont que les débris des cellules plasmatiques. « Jamais, dit encore Lebert, le tubercule, en tant que tubercule, ne se transforme en pus. Lorsqu'il y a réellement mélange entre la matière tuberculeuse et le pus, celui-ci *provient des parties voisines;* il ne peut point se former de pus dans le tubercule lui-même, parce que celui-ci est dépourvu de vaisseaux, et que la suppuration tire toujours son origine d'une exsudation particulière des vaisseaux capillaires. » On conçoit qu'il soit possible et même nécessaire qu'on observe divers degrés dans le ramollissement. Ramollissement au centre, induration persistante encore à la périphérie : c'est le ramollissement commençant. Ramollissement au centre comme à la périphérie : c'est le ramollissement définitif et total. Liquéfaction au centre et ramollissement à la périphérie. Enfin liquéfaction totale : c'est la dernière phase de l'involution. Puis suppuration à la périphérie : ici un nouveau phénomène intervient. Au travail pathologique intrinsèque, jusque-là exclusivement propre au tubercule, s'ajoute un travail pathologique extrinsèque, propre aux parties qui l'avoisinent. Celles-ci s'enflamment, suppurent, et c'est le pus qu'elles fournissent qui, se mêlant au tubercule, en achève la liquéfaction et en facilite l'expulsion.

Nous arrivons ainsi à une seconde et dernière phase de l'involution, je veux dire la fonte du tubercule.

2° *Fonte du tubercule.* — Le tubercule perd alors toute individualité. Les corpuscules mêmes de Lebert, qui ne sont que des débris de cellules et de noyaux, tendent à disparaître aussi. La substance devient histologiquement méconnaissable. Le pus prédomine de plus en plus. « En même temps, dit Lebert, les parties qui entourent la matière tuberculeuse arrivée à ce terme s'altèrent de plus en plus, tant par de nouvelles productions tuberculeuses que par un travail phlegmasique et par l'ulcération. » *L'ulcère tuberculeux est ainsi le dernier terme de cette phase d'involution.*

Malgré l'étendue des désordres produits par l'ulcération

des tissus, il arrive parfois que, la matière tuberculeuse ayant été expulsée, la suppuration de l'ulcère dont cette matière a déterminé la formation, se tarisse et que la perte de substance se comble. Il y a alors *cicatrisation des ulcères tuberculeux* ou mieux des ulcères produits par les tubercules ; ce qui est un mode de guérison locale, je ne dis pas générale. Nous allons voir que ce mode n'est pas le seul.

2° *Involution curative.*

Transformation crétacée. — Sous une influence indéterminée, au lieu de se ramollir et de se liquéfier après sa transformation graisseuse, il peut advenir que des particules salines se substituent, molécule à molécule, aux particules graisseuses, et que le tubercule subisse la transformation crétacée. Alors la proportion entre les éléments organiques et inorganiques est si bien renversée qu'on trouve, dans le tubercule ainsi transformé, 4 parties de substances animales sur 96 de matières salines ; tandis qu'il y avait dans le tubercule cru 98,25 de substances animales sur 1,75 seulement de matières salines (Lombard et Thénard).

Alors le tubercule, devenu matière inorganique, ne participe plus aux transformations moléculaires qui sont la vie ; il reste indéfiniment au repos et, ne sollicitant point les parties qui l'avoisinent, il n'en détermine pas l'irritation. C'est la mort définitive pour le produit morbide, mais c'est la guérison pour l'organe envahi.

« Dans une première période de la transformation crétacée [1], la consistance du tubercule augmente. Tout en montrant moins de cohésion, il est plus dur. Dans la seconde période de l'état crétacé, le tubercule prend tout à fait un aspect plâtreux ressemblant à de la chaux délayée avec un peu d'eau ; son aspect est d'un blanc laiteux, sauf toutefois les parties mélaniques qui se trouvent en quantité notable

---

1. Lebert, *Traité pratique des maladies scrofuleuses et tuberculeuses.*

dans le tubercule crétacé des poumons et des glandes bronchiques ; sa consistance est molle au toucher, comme celle du mastic de vitrier ; on y discerne aisément des parcelles minérales, et il n'est même pas rare d'y trouver des concrétions pierreuses plus ou moins volumineuses.

« On voit paraître en même temps des groupes de cristaux de cholestérine qui sont bien autrement fréquents dans le tubercule crétacé que dans le tubercule à l'état de crudité ou de ramollissement. Il va sans dire que, lorsqu'il y a mélanose, on voit aussi les éléments particuliers de cette production morbide. »

En résumé, le tubercule formé, ainsi que nous l'avons vu, ne reste pas indéfiniment tel : son évolution même est la cause de sa mort. En augmentant de volume, il oblitère les vaisseaux qui le nourrissent et se soustrait à lui-même les moyens d'existence. Mort, il devient graisseux ; graisseux, il se liquéfie ; liquéfié, il doit être éliminé. Et c'est alors que commence, pour le tissu qui l'avoisine, une série de lésions qui débute par la phlogose et se termine par l'ulcération. L'issue est désormais ouverte, et le tubercule, liquide, peut être expulsé.

Mais ce n'est pas là le seul mode de terminaison rétrograde du tubercule. Ainsi qu'il advient pour un certain nombre de néoplasies d'ordre inférieur, par un phénomène de substitution, la matière caséeuse est remplacée par la matière calcaire, et le tubercule, devenu crétacé, est parvenu à sa phase dernière. Il n'est point *guéri*, il est définitivement *mort*. Mais son repos indéfini est la *guérison* de l'organe.

§ 2. ANALYSE CHIMIQUE DU TUBERCULE.

On a cherché à connaître la nature chimique du tubercule, et voici les résultats de ces recherches :

Une des premières analyses quantitatives faites en France est celle de MM. Lombard et Thénard, qui ont trouvé dans les tubercules crus :

Matière animale. 98,25
Muriate de soude. . . . .⎫
Phosphate de chaux. . . . .⎬ 1,75
Carbonate de chaux. . . . .⎭
Fer. . . . . traces.

Somme. . . . 100,00

Cette analyse est fort incomplète, car, sous le titre de matière animale, sont compris des éléments bien divers.

A la suite d'un travail plus récent, M. Boudet a trouvé dans le tubercule : de la gélatine, de la caséine et de la cholestérine, cette dernière substance surtout en quantité assez notable.

Par l'alcool on obtient du tubercule cru, de l'acide margarique et de l'acide oléique, de l'acide lactique, de la graisse neutre, de l'acide cérébrique, de la cholestérine, du lactate de soude et des matières extractives.

M. Boudet a aussi réduit à l'état de cendres de la matière tuberculeuse crue, et il y a trouvé du phosphate et du carbonate de chaux, ce dernier en petite quantité ; du carbonate et du sulfate de soude, ainsi que du fer et de la silice.

	Tubercules des poumons du cheval.	Tubercules du foie du cheval.
Matière animale.	40	50
Sous-phosphate de chaux. . .	35	45
Carbonate de chaux.	9	4
Sels solubles dans l'eau. . . .	16	1
	100	100

M. Gueterbock a signalé une substance propre au tubercule qu'il dit soluble dans l'eau et dans l'alcool, que l'acétate de plomb précipite de sa solution, que ni le sulfate de cuivre, ni l'extrait de noix de galle ne précipitent. L'existence de cette substance n'a pas été confirmée comme substance nouvelle et spéciale par d'autres observateurs.

M. Vogel dit que les tubercules renferment, outre les combinaisons de protéine (fibrine, albumine et caséine), de la graisse, une matière extractive, une matière analogue à de la pyine (forme de fibrine propre au mucus) et différents sels.

Il était intéressant de connaître la nature intime du *tubercule ramolli*. Voici quelle en est la composition. Suivant M. Boudet, le tubercule ramolli devient soluble, par l'alcali, qui alors s'y développe. M. Lehmann, cité par Vogel, a trouvé que dans le ramollissement les combinaisons de protéine (albumine, fibrine et caséine) perdaient peu à peu leur phosphore et leur soufre jusqu'à disparition complète.

Voici enfin l'analyse du *tubercule crétacé*. MM. Lombard et Thénard y ont trouvé sur 100 parties :

Matière animale 4
—   saline 96

M. Henry a constaté dans diverses concrétions pulmonaires : 1° peu de carbonate et peu de phosphate de chaux, avec ou sans phosphate ammoniaco-magnésien; 2° peu de carbonate calcaire, du phosphate ammoniaco-magnésien et beaucoup de phosphate de chaux, carbonate de chaux, et matière animale (dans un ganglion bronchique tuberculeux).

De son côté, M. Boudet a trouvé dans la matière crétacée desséchée :

Sels solubles 0,701
Résidus 0,295

Le résidu renfermait 707 de phosphate de chaux, une assez forte quantité de carbonate de chaux, de la silice et un peu d'oxyde de fer. Les sels solubles étaient du chlorure de sodium, du sulfate de soude et du phosphate de soude.

On voit que tout cela n'avance pas la question. Ce qu'il en résulte de plus clair, c'est que le tubercule est un produit d'organisation inférieure par sa composition même et que plus tard il tend à devenir un produit inorganique.

§ 3. NATURE DU TUBERCULE.

Tout ce que nous avons dit jusqu'ici fait assez prévoir que nous considérons le tubercule « comme un produit hétéro-morphe sans analogue dans l'organisme » (Monneret). C'était l'opinion de Bayle et de Laennec. C'est celle des micrographes modernes.

Ce produit, nous l'avons vu, a une forme, une texture et une évolution intrinsèque qui lui sont propres.

Mais, cela étant admis, le tubercule est-il dû à une *altéra-tion des solides* ou doit-il son origine à une *exsudation?*

Pour Virchow, Villemin et tous ceux qui admettent la prolifération cellulaire, cela ne fait pas doute, le tubercule est dû à une altération des solides.

Mais certains auteurs font dériver le tubercule d'une exsu-dation. Ainsi, parmi les micrographes modernes, Mandl, Bennett, Luys. D'après la remarquable thèse de ce judicieux observateur, le tubercule est un épanchement de plasma dans les alvéoles du poumon : il débute par une granulation *rouge* (corpuscule rouge de Dalmazone, Rochoux, Baron), qui est la première phase de l'exsudation ; cette granulation, rouge par le fait de la présence des éléments du sang, se décolore ensuite et devient grise. C'est une matière amorphe, demi-fluide, transparente, douée d'une force d'organisation et de plasticité qui la fait s'organiser en cellules. Seulement cette matière se décompose sur place du centre à la périphé-rie « par défaut d'aptitude à s'organiser. » Telle est la cause qui la fait passer de la coloration grise à la teinte blanche opaque, indice du ramollissement.

D'ailleurs Luys place la granulation dans la vésicule pulmo-naire, et non dans le tissu interstitiel.

La manière de voir de Luys se rapproche beaucoup de celle de Schröder van der Kolk, pour lequel le tubercule est une lymphe coagulable qui remplit les vésicules pulmonaires, et de celle de Carswel, qui y voit un liquide de nature parti-culière séparé du sang. Cette opinion est déjà fort ancienne, car, ainsi que le fait remarquer M. Monneret, Blancard croyait que, dans la phthisie, les vésicules pulmonaires étaient obstruées par un sang épais.

Enfin, en remontant plus avant dans le passé, on trouve Morton qui croyait à une altération du sang, en vertu de laquelle « une matière âcre et maligne s'infiltrait dans le tissu des poumons et y formait un dépôt, l'enflammait et finalement l'ulcérait. »

L'analogie d'aspect, macrographique et micrographique, qui existe entre le tubercule jaune et le *pus*, a pu faire croire que le tubercule n'était autre que du pus d'une nature particulière. Cette doctrine est celle de Magendie, Cruveilhier, Andral. M. Andral a depuis abandonné cette opinion. A côté de ces auteurs, nous citerons Bouillaud, Boullaud, Carswell, Lallemand.

Enfin, le tubercule est-il un *produit de l'inflammation?*

C'est une opinion très-ancienne à laquelle Broussais a donné un certain crédit au commencement de ce siècle. Mais un des plus heureux adversaires de cette doctrine, M. Louis, a démontré que rien de phlegmasique ne présidait à l'évolution des tubercules.

Aux arguments de ce célèbre médecin, j'ajouterai les considérations suivantes, qui me sont personnelles.

J'ai vu souvent, chez des enfants morts de méningite tuberculeuse, les poumons farcis de granulations miliaires.

Or, dans un grand nombre de ces cas, *il n'y avait aucune espèce d'injection au voisinage des granulations;* le poumon avait cette coloration d'un rose pâle qui est normale dans l'enfance.

De pareils faits me semblent avoir la plus grande importance au point de vue de la genèse, de la nature et de l'évolution des tubercules.

En effet, puisqu'il n'y avait aucune injection périphérique à l'entour de la granulation, il s'ensuit nécessairement que cette granulation s'était formée sans hyperémie préalable ou concomitante. De ce qu'il n'y avait pas eu d'hyperémie, il s'ensuit que la granulation n'était pas le fait d'une exsudation (puisque toute exsudation exige l'hyperémie comme phénomène initial et producteur). De ce que la granulation n'était pas le fait d'une exsudation par hyperémie, il s'ensuit qu'elle devait dériver d'un trouble spécial dans la nutrition des tissus, d'une perturbation de la vitalité locale, ou, comme le dit Virchow, d'une prolifération nucléaire.

En vain objecterait-on que l'hyperémie initiale avait bien pu disparaître, une fois la granulation constituée. La formation des granulations n'étant ni instantanée ni simultanée, mais plus ou moins rapide et successive, il est bien évident que si l'hyperémie présidait à la formation des granulations, on devrait constater l'existence actuelle et active de cette hyperémie sécrétoire en certains points du poumon. Or, c'est ce qui n'est pas. A l'entour même des granulations les plus petites, et certainement les plus jeunes, il n'y a pas trace d'injection.

Donc, l'hyperémie ne précède pas la formation des granulations; donc elle ne préside pas à leur apparition; donc, *a fortiori*, il n'y a *pas d'inflammation préexistante*; donc la granulation n'est pas un produit d'exsudation, elle est un produit de prolifération; elle ne procède pas d'un blastème primitivement liquide et se solidifiant ensuite; elle dérive du tissu même où on l'observe; elle est due à une perturbation de la vitalité de ce tissu, ou plutôt d'un élément de ce tissu, la *cellule*, d'où résulte la production exagérée d'un élément de cette cellule, le *noyau*.

Mais si l'hyperémie ne préside pas à la genèse des granulations, il s'ensuit que l'hyperémie que l'on observe incontestablement dans la phthisie aiguë, par exemple, à l'entour de chaque granulation, est la conséquence ou de celle-ci ou de l'évolution ultérieure du travail morbide dont la granulation n'est que le premier terme.

Mais si l'hyperémie est consécutive, il doit en être de même des hémorrhagies possibles et fréquentes, de la phlegmasie, toujours imminente, soit qu'elle détermine la suppuration, l'ulcération ou le sphacèle. Et comme il y a, dans cette succession de phénomènes, un enchaînement fatal, il est impossible de ne pas voir que cette série morbide est dominée par un fait primordial et générateur, la diathèse.

On voit par avance que ces raisons de physiologie pathologique, qui nous font rejeter la nature inflammatoire de la granulation, nous contraignent à ne pas adopter la doctrine de la *granulie*, si savamment exposée par M. Empis.

Existe-t-il un corpuscule exclusivement propre au tubercule ? — L'idée de l'existence d'un corpuscule propre au tubercule remonte, nous l'avons vu, à Lebert. « L'élément *constant* et *caractéristique* du tubercule est le globule tuberculeux, dit cet observateur distingué. Il est rarement rond ou ovalaire ; cependant tout en étant *irrégulier*, il se rapproche toujours plus ou moins d'une de ces formes. Ses contours sont habituellement anguleux, à angles arrondis ou plutôt polyédriques. Sa surface, quoique n'étant pas *régulière*, est cependant lisse et on n'aperçoit pas de granules collés à sa superficie. Le volume de ces globules varie en moyenne entre $\frac{1}{140}$ et $\frac{1}{120}$ de millimètre, et quelquefois même $\frac{1}{100}$. Le contenu de ces globules consiste en une masse plus ou moins transparente et en granules moléculaires. La substance de l'intérieur est quelquefois comme granuleuse ; d'autres fois on aperçoit comme une espèce de lacune plus claire que le reste ; une seule fois nous y avons vu de véritables noyaux. »

Cela s'écrivait en 1849. On était à l'époque où florissait l'idée de la spécificité histologique des produits morbides. Il y avait la cellule cancéreuse ; il devait y avoir le corpuscule tuberculeux. Dix ans plus tard, Bennett d'Édimbourg croit encore au corpuscule tuberculeux.

En réalité ce corpuscule, comme M. Mandl l'a dit le premier en 1854, n'a rien de caractéristique ; il est, suivant ce micrographe si compétent, dans le tubercule dur produit artificiellement par la dilacération que nécessite la préparation micrographique, et dans le tubercule ramolli il résulte de la désagrégation de celui-ci, par suite de la dégénérescence graisseuse. En réalité aussi, il caractérise ce stade de dégénérescence et peut avoir sa valeur significative. Cependant, les micrographes les plus autorisés, Mandl, Robin, Virchow,

Villemin, etc., ne croient plus à sa spécificité, et M. Béhier n'y croit pas davantage.

§ 4. ACTION DU TUBERCULE SUR LES ORGANES.

Ce que j'ai dit, à propos de l'évolution et de la nature du tubercule, me permet d'être bref. Nous avons vu, en effet, que si à sa première période ou période de l'état grisâtre et demi-transparent[1], le tubercule n'exerçait qu'une très-médiocre réaction sur les tissus environnants, il n'en était plus ainsi à la période de l'état jaunâtre et opaque, ou période de régression. Alors le produit morbide, ayant cessé de vivre, doit être éliminé. Un travail d'irritation, puis de phlegmasie s'établit autour de ce produit pathologique. Il y a d'abord *hyperémie* du tissu circonvoisin, puis *phlegmasie*, simple en premier lieu, suppurante bientôt, ulcéreuse enfin.

C'est dans les poumons que se font ainsi les plus vastes pertes de substance : on les désigne sous le nom de cavernes. A l'aide de ce travail de destruction le produit morbide est évacué par les bronches, soit molécule à molécule, soit par masses ramollies plus volumineuses.

Dans l'intestin la fonte purulente du tissu muqueux est moins étendue ; bien qu'il y ait parfois de vastes ulcérations intéressant presque toutes les couches de l'intestin, le travail ulcéreux respecte le plus ordinairement la membrane péritonéale. La sécrétion purulente est peu abondante ; il y a plutôt une augmentation notable dans la desquamation épithéliale d'une part et dans la sécrétion intestinale d'autre part.

Les ganglions cervicaux et axillaires sont aussi le siége d'un ramollissement ulcéreux avec fistules consécutives. Il en est ainsi des os, où se creusent de vastes cavités, et d'où partent des fistules pour ainsi dire intarissables. Il est vrai que, pour les ulcères fistuleux des ganglions comme pour ceux

---

1. J'emploie cette périphrase au lieu des mots période de *crudité*, qui ont causé tant de malentendus.

des os, nous côtoyons une double question doctrinale : celle de la phlegmasie chronique et de la tuberculose, d'une part; celle de la scrofule et de la tuberculose encore, d'autre part.

Cependant il est des organes où le tubercule ne détermine pas la fonte ulcéreuse : ainsi les centres nerveux. On est étonné de trouver à l'autopsie d'énormes tubercules dans le cerveau et surtout dans le cervelet, lesquels n'ont déterminé autour d'eux qu'un travail de lente phlegmasie avec ramollissement comme conséquence première, et infiltration purulente comme conséquence ultime; le tout dans une zone relativement peu étendue.

De même aussi à la surface des membranes séreuses le tubercule ne provoque pas l'ulcération; il se produit là un travail d'une autre nature : tantôt, et c'est le cas le plus fréquent, il y a exsudation de sérosité, et tantôt exsudation de fibrine coagulable, avec travail adhésif consécutif. Cette exsudation a pour point de départ une phlegmasie (méningite, pleurésie, péritonite tuberculeuses). Mais le travail en vertu duquel l'exsudation s'accomplit n'est pas aussi simple qu'il le paraît au premier abord : il n'y a pas seulement phlegmasie, mais hypercrinie concomitante, et quelquefois simple hypercrinie. « Ainsi, dit M. Monneret, il est des cas où la sérosité s'épanche en vertu d'une exhalation pure et simple, étrangère à l'inflammation, et qui n'offre aucune trace d'exsudation plastique. C'est ce qu'on observe, par exemple, chez les individus débiles, affaiblis, chez lesquels la présence du tubercule n'éveille aucune réaction dans les tissus. Dans la trame celluleuse lâche qui double certaines membranes séreuses, la pie-mère, par exemple, le tubercule provoque un œdème souvent considérable, qui a une grande part dans la production des symptômes. » Il y a souvent, en effet, dans la méningite dite *tuberculeuse*, un tel désaccord, d'une part, entre l'intensité formidable des symptômes, la quantité de l'épanchement, la gravité des désordres cérébraux (ramollissement des parties centrales et en particulier de la voûte à trois piliers et du *septum lucidum*), et, d'autre part, le petit nombre des granulations, que MM. Hardy et Béhier, interprétant les faits avec sagacité, ont spirituellement appelé cette affection non pas la méningite tuberculeuse, mais la *méningite des tuberculeux*. C'est également parce qu'il tenait compte du peu de rapports entre ces symptômes avec les lésions, que M. Trousseau a décrit cette forme symptomatique sous le nom de *fièvre cérébrale*.

« D'autres hétérocrinies, d'autres sécrétions accompagnent le développement des tubercules; ce sont des sécrétions tantôt de matière noire ou mélanique, de graisse, tantôt de phosphate, de carbonate de chaux, de cholestérine, comme autour des cavernes tuberculeuses [1].

Mais l'irritation qui a causé l'hyperémie, la phlegmasie et l'hypercrinie peut dans d'autres cas déterminer l'hémorrhagie. « On l'observe sur les membranes séreuses, dit encore M. Monneret, autour des tubercules sous-péritonéaux et sous-pleuraux, sous forme de noyaux apoplectiques ou d'exhalation séro-sanguinolente. On voit paraître dans le poumon, à cause de la fragilité de son tissu, des apoplexies parfois foudroyantes. D'autres fois l'hémorrhagie n'est pas due à un excès d'hyperémie, mais à un travail d'ulcération, à la suite duquel un vaisseau est érodé. »

A côté de ces actes destructifs il est un acte réparateur, c'est le travail de vascularisation qui suit l'élimination de la matière tuberculeuse. « Les vaisseaux de nouvelle formation, dit encore le professeur Monneret, ne sont pas produits isolément; ils résultent de l'expansion centrifuge et saccadée des vaisseaux voisins. Ces vaisseaux s'étendent, se ramifient dans les exsudats fibrineux ou tuberculeux jetés au sein des tissus; les rameaux qui pénètrent les tubercules n'appartiennent pas à ces corps étrangers, ils ne font que les traverser et proviennent tous du système vasculaire propre au tissu qui leur sert de support. Il en est ainsi dans le poumon, la plèvre, le cerveau et ses enveloppes, le mésentère, etc.; le mécanisme est le même partout, la nature n'a pas deux ma-

---

1. MONNERET, *Traité de pathologie interne.*

nières de donner naissance à des vaisseaux nouveaux. De ce travail réparateur résultent, au sein des tissus, des vascularisations très-belles, des adhérences, des cicatrices, des restaurations de pertes de substance produites par l'élimination des tubercules et l'hypertrophie des tissus qui en ont été le siége. »

Ainsi la présence du tubercule détermine par voisinage presque tous les actes morbides : hyperémie, hémorrhagie, hypercrinie, phlegmasie, dans ses modes les plus divers ; la différence des actes tenant à la différence des tissus ou des organes : ulcérations caverneuses dans les organes parenchymateux (poumons, testicules, reins, etc.), flux à la surface des membranes muqueuses, épanchements dans les cavités closes.

§ 5. DU TUBERCULE SUIVANT LES ORGANES.

C'est dans le *tissu conjonctif* que se développe le tubercule. Telle est la vérité anatomique qui résulte surtout des travaux des micrographes les plus compétents.

Ce simple fait anatomique donne l'explication matérielle de la généralisation possible du tubercule à tous les organes ; puisque tous ont le tissu conjonctif comme substratum commun.

Tous les organes peuvent donc se tuberculiser, ou plutôt le tissu conjonctif peut se tuberculiser dans tous les organes : les *parenchymes* comme les *membranes*, les *vaisseaux* et les *os*. Cependant il faut bien admettre une affinité élective du tubercule pour certains organes, en tête desquels il faut placer les poumons.

Tel est, suivant Laennec, après les poumons, à peu près l'ordre de fréquence des tubercules dans les organes : les glandes bronchiques et médiastines, les glandes cervicales, les glandes mésentériques, celles de toutes les autres parties du corps, le foie, dans lequel les tubercules forment souvent des masses très-volumineuses, et arrivent rarement

jusqu'au ramollissement complet; la prostate, dans laquelle,
au contraire, les tubercules se ramollissent souvent, et lais-
sent après leur évacuation par l'urètre, des excavations plus
ou moins vastes ; la surface du péritoine et des plèvres, où
les tubercules, petits et très-nombreux, se rencontrent ordinairement à l'état gris et demi-transparent, ou de crudité,
et produisent toujours la mort par l'hydropisie avant d'être
parvenus au ramollissement complet ; ils peuvent être intimement adhérents à ces membranes ou développés dans une
fausse membrane, produit d'une inflammation aiguë ou
chronique; l'épididyme, le conduit déférent, les testicules,
la rate, le cœur, la matrice, le cerveau et le cervelet, l'épaisseur des os du crâne, le corps des vertèbres, ou l'intervalle
de leurs appareils ligamenteux et de ces os eux-mêmes ;
l'épaisseur des côtes ; tous les autres os, où ils forment quelquefois des masses volumineuses confondues par les anciens
chirurgiens avec d'autres productions accidentelles sous le
nom d'ostéo-sarcome ; enfin dans quelques tumeurs de l'espèce de celles que l'on confond ordinairement sous le nom
de squirrhe ou de cancer, la matière tuberculeuse se trouve
réunie par mélange intime, ou séparée en masses isolées et
très-distinctes, au milieu d'une ou de plusieurs autres sortes
de productions accidentelles [1].

Les tubercules se développent plus rarement dans les
muscles du mouvement volontaire que dans aucune autre
partie. Le cas le plus remarquable de ce genre que Laennec
ait vu est un phthisique qui présentait des tubercules dans
presque tous les organes qu'onvient de nommer, et chez lequel, en outre, les uretères, dilatés de manière à pouvoir
recevoir le pouce, étaient tapissés intérieurement d'une
couche de matière tuberculeuse très-adhérente, et qui paraissait être le produit de la transformation de leur membrane interne en tubercules. L'extrémité intérieure d'un des
muscles sterno-mastoïdiens était également transformée en

---

1. M. Andral fait justement remarquer que l'estomac ne présente que très-
rarement des tubercules, à l'inverse des intestins. La même remarque s'applique au pharynx et à l'œsophage.

matière tuberculeuse ferme et consistante. La forme des faisceaux musculaires était encore conservée dans les parties les plus transformées; dans celles qui l'étaient moins et qui se confondaient, par une gradation insensible, avec la partie saine du muscle, la matière tuberculeuse était à l'état gris transparent. Cet homme, dont Laennec avait suivi la maladie, ne s'était jamais plaint de douleur au cou ; il éprouvait seulement quelque difficulté à mouvoir cette partie, dont toutes les glandes lymphatiques étaient d'ailleurs pleines de tubercules et très-volumineux.

Quelquefois, mais très-rarement, la production des tubercules commence dans les organes que nous venons de nommer, et surtout dans la membrane muqueuse intestinale ou les glandes lymphatiques, et le développement des tubercules dans le poumon est le produit d'une éruption secondaire [1].

On connaît la loi célèbre de M. Louis : « Quand il y a des tubercules dans un organe quelconque, il y en a nécessairement dans les poumons. » Cependant cette loi, vraie pour les adultes, souffre des exceptions nombreuses dans l'enfance. Il serait plus juste, peut-être, de dire que dans le très-jeune âge, « quand il y a des tubercules dans les méninges, il y en a nécessairement dans les ganglions bronchiques (H. Roger). » C'est même-là un argument à faire valoir pour prouver que les granulations sont bien des tubercules.

Les tubercules n'ont pas seulement plus de tendance à se développer dans les poumons que dans tout autre organe ; mais encore ils se trouvent en plus grand nombre, et par conséquent ont plus souvent leur siége primitif dans le poumon gauche que dans le droit. Cette remarque, déjà faite par Stark, a été récemment confirmée par les travaux de M. Louis; et les recherches d'Andral sont entièrement d'accord avec celles de ce dernier observateur. Lorsqu'on ne trouve de tubercules que dans un seul poumon, ce qui est fort rare, on les rencontre plus souvent dans le poumon gauche que dans

---

1. Cet ordre de fréquence est à peu près celui qu'indique M. Louis.

le droit. C'est aussi dans le gauche que l'on découvre, le plus ordinairement, les cavernes les plus considérables, et entourées d'un parenchyme devenu le plus complétement imperméable à l'air (Andral).

Suivant un ordre adopté par Villemin dans son excellent travail, je dirai les particularités que présentent les tubercules, selon les organes qu'ils affectent, et en m'inspirant de ses recherches, que j'ai eu maintes fois l'occasion de vérifier pour la plupart.

Tubercules des membranes séreuses. — Ils sont le type de la granulation, le tubercule sous sa forme la plus simple; simplicité analogue, par conséquent, à celle de la membrane séreuse, qui est, histologiquement, l'un des tissus les plus élémentaires de l'organisme.

Les tubercules des membranes séreuses sont ordinairement petits, miliaires. Les masses un peu considérables sont dues généralement à la juxtaposition de plusieurs tubercules. C'est ainsi que se forment des plaques irrégulières et même des masses assez volumineuses.

Envisagé dans les diverses membranes séreuses, le tubercule n'y offre rien de spécial.

Dans l'arachnoïde, il existe toujours conjointement avec celui de la pie-mère. Il provoque, par sa présence, des désordres qui tuent avant qu'il ait eu le temps de se ramollir, et à plus forte raison d'ulcérer les tissus; aussi le trouve-t-on là ou diaphane encore ou seulement devenu opaque.

Dans le péritoine il siége sur toute l'étendue de la membrane séreuse, mais de préférence dans le mésentère et dans ses petits appendices, où il forme des tubérosités assez volumineuses et pédiculées. Il se développe parfois le long des vaisseaux en donnant lieu à des espèces de chapelets ou à des traînées blanchâtres et jaunâtres ayant les apparences d'une veine injectée.

Tubercules des membranes muqueuses. — On a dit ce tubercule assez rare, mais il a dû passer inaperçu dans bien des cas, en raison de la profondeur de son siége, qui est surtout la ligne de jonction de la muqueuse proprement dite avec le tissu sous-muqueux, d'où il envahit tantôt l'une et tantôt l'autre de ces deux couches, et souvent les deux à la fois.

Les tubercules présentent assez rarement des nososités solitaires et bien circonscrites. Ils sont plutôt constitués par des granulations disséminées à des profondeurs diverses, et formant, par leur confluence, des plaques, des zones plus ou moins étendues, et d'où il résulte un épaississement de la membrane muqueuse.

Pendant le cours de la tuberculisation, on rencontre fréquemment des ulcérations dans le larynx, la trachée-artère et l'intestin, sans qu'on puisse rigoureusement dire si elles sont dues à la présence du tubercule dans les membranes muqueuses ou à l'influence générale de la diathèse.

La question est à résoudre. La vérité est que ces lésions sont plus communes chez les sujets qui meurent de phthisie tuberculeuse que chez ceux qui succombent à toute autre consomption.

Tubercules du foie. — On ne doit pas considérer comme tubercules du foie ceux qui se rencontrent sous l'enveloppe péritonéale de l'organe. Il n'y a de tubercules hépatiques que ceux qui se développent dans l'intérieur même de la glande ; ils seraient assez rares, d'après M. Louis, qui ne les aurait rencontrés que deux fois. M. Villemin les croit beaucoup plus communs. Ils sont fréquemment très-petits, miliaires, transparents ou jaunâtres.

Quant aux tumeurs volumineuses, de la grosseur d'un marron, d'une noix, et que l'on a décrites comme étant tuberculeuses, elles étaient vraisemblablement d'une autre nature.

Le siége du tubercule du foie est dans le tissu conjonctif interlobulaire, les cellules hépatiques sont tout à fait étrangères au travail tuberculeux.

Tubercules du rein. — On ne les rencontre guère que dans le cas de tuberculisation générale. Ils siégent surtout dans le tissu conjonctif sous-jacent à l'enveloppe corticale qu'ils soulèvent légèrement. Lorsqu'on les trouve dans l'intérieur de la glande, c'est dans le tissu connectif interlobulaire qu'ils sont développés.

Tubercules du testicule. — Le tubercule est dans cet organe ce qu'il est dans les membranes séreuses et muqueuses, dans le foie et le rein.

Il siége exclusivement dans le tissu conjonctif de l'organe, entre les lobules ou entre les canalicules, dans la tunique propre ou dans la tunique vaginale.

Il se développe sous forme de granulations simples, isolées ou agglomérées.

Des productions accessoires, consécutives ou non, et consistant dans l'altération du revêtement épithélial des canalicules, viennent souvent s'adjoindre aux nodosités tuberculeuses.

Une altération inflammatoire de l'épithélium peut conduire à la production de masses caséeuses, offrant la forme du tubercule, mais n'ayant avec lui aucun rapport, ni par le siége, ni par l'évolution, ni par les éléments.

Tubercules du poumon. — « Il existe dans le poumon deux classes de lésions pathologiques, confondues sous la dénomination commune de tubercules : 1° des inflammations de différentes espèces et à différents degrés ; 2° du tubercule.

« 1° *Inflammations.* — Les inflammations siégent dans le tissu conjonctif interstitiel ou dans les vésicules pulmonaires.

« Les inflammations insterstitielles ont pour résultat la multiplication des éléments cellulaires des cloisons interlobulaires, leur épaississement ou leur suppuration.

« Les inflammations des alvéoles donnent lieu aux différentes pneumonies, que l'on peut ramener à trois espèces :

« La première espèce consiste dans l'hypertrophie simple de la cellule épithéliale, sa dégénérescence graisseuse, puis sa mort.

« La deuxième espèce est la pneumonie catarrhale, que l'on rencontre dans les masses caséeuses à deux périodes différentes de son évolution.

« La première période, *formatrice*, est caractérisée par l'existence de cellules de diverses grandeurs et sur lesquelles on peut observer le mécanisme de leur multiplication. Cette multiplication aboutit à la formation du globule muqueux que l'on peut trouver en plus ou moins grande quantité, suivant que cette période est plus ou moins avancée dans son évolution. Elle offre cette particularité, que les éléments de prolifération, en s'accumulant dans la vésicule, peuvent être étouffés et mourir, ce qui entraîne leur dégénérescence avant que le but auquel tendait cette prolifération ait été atteint.

« Dans la deuxième période, finale, toutes les cellules épithéliales sont arrivées, par des segmentations successives, à leur résolution complète en globules muqueux.

« La troisième espèce de pneumonie est la pneumonie purulente, qui offre aussi deux périodes correspondantes à celles de la pneumonie catarrhale.

« La période formatrice présente un aspect à peu près semblable à celui de la pneumonie catarrhale ; seulement, au lieu du globule muqueux, il y a formation du globule de pus. Elle ne se montre moins fréquente que parce qu'elle ne semble pas susceptible de s'arrêter par la mort prématurée de ses éléments. Elle constitue l'hépatisation rouge.

« A la période finale, toutes les cellules épithéliales ont disparu et les vésicules sont pleines de pus. C'est l'hépatisation grise.

« Le pus, en séjournant dans les alvéoles pulmonaires, devient concret. Les particules liquides sont résorbées, ses éléments se ratatinent et se déforment au point que des observateurs ont pu méconnaître leur nature.

« 2° *Tubercule*. — Outre ces diverses productions inflammatoires, on rencontre dans le poumon un procès spécial, siégeant exclusivement dans le tissu conjonctif interlobulaire et la plèvre, se développant suivant un mode d'évolution particulier et aboutissant à un nodule constitué par une agglomération de noyaux.

« Ce processus peut exister seul dans le poumon, ou bien être mêlé à des produits d'inflammation.

« Mais la plus grande partie des masses dites tuberculeuses

sont exclusivement de la pneumonie vésiculaire, sans coexistence de tubercules.

« Tous ces produits inflammatoires ou tuberculeux jouissent de la propriété commune de se ramollir par la métamorphose graisseuse de leurs éléments, de s'épaissir par résorption, de fixer plus ou moins de sels calcaires, et de donner lieu à une sorte de pulpe caséeuse ou à des concrétions pierreuses[1]. »

On voit qu'ici M. Villemin est d'accord avec Virchow, Niemeyer, Cornil, etc.

Tubercule des ganglions lymphatiques. — Le vrai tubercule se rencontre dans le tissu conjonctif de la glande, surtout dans la membrane d'enveloppe. Il s'y forme aux dépens des cellules plasmatiques, de la même façon que dans tous les autres organes. Lorsqu'il siége dans les cloisons alvéolaires, il est plus difficile qu'ailleurs de constater sa présence, à cause de la ressemblance de ses éléments avec ceux des alvéoles. Quant à ce que l'on considère généralement comme la tuberculisation des ganglions, ce n'est ordinairement qu'un produit d'inflammation consistant dans la multiplication des éléments globulaires des follicules.

Tubercule du cerveau. — Le tubercule existe tantôt à l'état miliaire, tantôt et plus souvent sous forme de masses assez considérables qui sont dues à l'accumulation de tubercules disposés en strates concentriques, souvent de couleur verdâtre.

Le tubercule peut siéger dans toutes les parties de l'encéphale.

Tubercule des vaisseaux. — Il se développe principalement dans la tunique externe. Cette tunique peut être envahie par la tuberculisation, lorsqu'une granulation siége dans son voisinage. Les éléments cellulaires participent alors à la prolifération nucléaire, en même temps que ceux du tissu conjonctif ambiant, et le nodule tuberculeux englobe dans sa

1. Villemin, *Du tubercule*. Strasbourg, 1862.

masse les parois des vaisseaux qui n'ont pas pris part à l'évolution morbide.

D'autres fois le tubercule laisse intact le tissu conjonctif qui supporte le vaisseau, et se développe exclusivement dans les tuniques propres de celui-ci. On le rencontre dans l'externe et la moyenne. Dans ces cas, la nodosité embrasse un segment plus ou moins considérable de la circonférence du vaisseau, mais rarement elle lui constitue un anneau entier. La tunique moyenne semble toujours se prendre par extension de la lésion de la tunique externe. Au milieu des noyaux dus à la prolifération de ses cellules plasmatiques, on reconnaît facilement ceux des fibres musculaires lisses.

Il y a lieu de faire remarquer la rareté ou l'absence de tubercule dans les tissus résistants, tels que les *tendons*, et en général les *tissus purement fibreux*. Ce fait s'expliquerait facilement dans la théorie de M. Gruby. En effet, suivant ce savant micrographe, les tubercules se développeraient d'autant plus facilement, que le travail morbide s'accomplit dans un parenchyme plus mou; et ces conditions sont précisément réalisées dans le poumon. Il semblerait, d'après cela, que les *os* devraient en être exempts; mais l'objection n'est que spécieuse, attendu que, dans ce tissu, chaque artériole a son canalicule propre où elle est relativement à l'aise.

M. Nélaton a essayé de faire pour la tuberculisation des *os* ce que Laennec avait fait pour celle du poumon. Il a décrit des tubercules isolés ou enkystés, et l'infiltration tuberculeuse. Il est vraisemblable, qu'ici comme pour le poumon, l'infiltration n'est autre chose qu'un travail de phlegmasie chronique, chez un tuberculeux ou chez un scrofuleux.

III.

DE LA TUBERCULISATION.

J'ai dit ce qu'était le tubercule. Voyons ce qu'est la *tuber-culisation*.

La tuberculisation, « c'est un état général en vertu duquel l'organisme fait des tubercules. » Je constate un fait; je ne donne ni une définition, ni une explication.

La tuberculisation, c'est une diathèse. Cette diathèse peut se manifester au minimum ou au maximum.

Au minimum, elle frappe le testicule, imprime son cachet, mais ne tue pas l'individu.

Au maximum, elle frappe le poumon ou les méninges et tue impitoyablement, soit en tarissant l'une des sources les plus fécondes de la vie, l'hématose, soit en éteignant le foyer même de la vie animale et de la vie végétative, l'innervation.

Ou bien encore la diathèse se manifeste au maximum en généralisant ses produits, qui se montrent partout à la fois et font succomber l'organisme en troublant toutes ses fonctions.

Bien différent du cancer, le tubercule ne tue donc pas par lui-même et quel que soit l'organe affecté, il ne tue que lorsqu'il intéresse et détruit un organe indispensable à l'existence.

On se tromperait donc si l'on croyait que « tous les hommes sont égaux devant le tubercule. » Ils ne sont même pas égaux devant la tuberculisation, ni devant une forme déter-minée de la tuberculisation.

En effet, la tuberculisation n'est pas semblable à elle-même, tout identique que soit son produit; et rien même ne prouve mieux que la lésion n'est pas la maladie. Je dis que la tuberculisation n'est pas semblable à elle-même, car elle procède à la façon des maladies les plus aiguës ou marche à l'instar des maladies les plus chroniques.

4

Maladie aiguë, la tuberculisation participe aux propriétés des maladies aiguës; elle a son cachet d'individualité nettement accusé et l'imprime à l'organisme qu'elle affecte sans réaction possible de celui-ci; elle est et reste la tuberculisation aiguë, ne diffère que par la forme anatomique (cérébrale, thoracique ou abdominale), mais n'est pas la tuberculisation aiguë de celui-ci ou de celui-là.

Maladie chronique, la tuberculisation présente les caractères des maladies chroniques, qui est de *s'incarner* dans l'individu, de subir l'action incessante de la virtualité propre à cet individu, et, tout en modifiant lentement, jour par jour, molécule à molécule, l'organisme de cet homme, d'être elle-même si fortement modifiée par cet organisme, qu'elle en devienne bien et dûment la tuberculisation chronique de cet homme, et non point de cet autre.

En d'autres termes, je veux dire que, les mêmes organes étant atteints, la tuberculose de A est différente de celle de B, laquelle diffère elle-même de celle de C; qu'elle en diffère non-seulement par la forme symptomatique, mais encore par la marche, par la durée et par la terminaison.

J'aurai donc à traiter dans ce qu'elles ont de général, à côté d'un produit identique, le tubercule, de deux affections dissemblables, la tuberculisation aiguë et la tuberculisation chronique.

On peut devenir tuberculeux, ou l'on naît tuberculeux; il y a donc une tuberculisation *acquise* et une tuberculisation *héréditaire*.

Ces deux modes de la tuberculose sont-ils différents et, s'ils sont différents, en quoi diffèrent-ils?

Il est bien évident d'abord qu'ils diffèrent par l'étiologie: rien n'est obscur et compliqué comme l'étiologie de la tuberculisation acquise; rien n'est simple comme celle de la tuberculisation héréditaire.

J'ajoute maintenant que la tuberculisation acquise et la tuberculisation héréditaire diffèrent le plus souvent par la forme, la marche, la durée, la terminaison.

§ 1. ÉTIOLOGIE ET PATHOGÉNIE.

On peut devenir tuberculeux; comment le devient-on?

Toute l'étiologie de la tuberculisation acquise me semble résumée dans cette proposition générale : « La tuberculisation résulte d'un *trouble profond de la vie de nutrition.* » C'est-à-dire que la tuberculisation peut être causée par tout ce qui jette la perturbation dans les actes nutritifs, les mauvaises conditions *d'ordre physique* comme celles *d'ordre psychique,* les mauvaises conditions *d'ordre physiologique* comme celles *d'ordre pathologique.*

A ces causes éventuelles, contingentes, peuvent évidemment se surajouter des causes primordiales et intimes, telles que la *faiblesse originelle de la constitution,* ou ce quelque chose d'inconnu, dont il faut bien admettre l'existence, je veux dire la *prédisposition* et *l'innéité.* En effet, certains individus se tuberculisent, dont la constitution robuste ne présageait pas la possibilité d'une semblable affection.

1º Les *mauvaises conditions d'ordre physique* sont, par exemple, l'encombrement, l'absence d'insolation, l'humidité, le froid continu, les vêtements insuffisants.

L'encombrement fait l'air confiné, l'air confiné fait l'hématose insuffisante, l'hématose insuffisante commence la déchéance de l'organisme.

Quelle que puisse être la nature de l'action de l'insolation, dont je n'ai pas à discuter l'importance physiologique, au moins cette action et cette importance sont-elles incontestables sur les végétaux comme sur les animaux. *L'absence d'insolation* doit produire et produit l'étiolement, qui est un des éléments de l'abaissement de la vitalité. C'est par le poumon que l'air confiné exerce une action malsaine sur l'organisme; c'est par la peau que l'absence d'insolation produit ses fâcheux effets.

C'est aussi par une action exercée simultanément sur la peau et la membrane muqueuse respiratoire qu'agit *l'humidité;* elle ne s'oppose pas seulement en partie à la perspiration cutanée, *froide*, elle enlève du calorique à la peau, et l'on voit d'ici l'influence fâcheuse de ces troubles fonctionnels ; les mêmes phénomènes sont évidemment produits sur la membrane muqueuse des voies respiratoires : il s'ensuit pour cette membrane des congestions d'abord, des phlegmasies plus tard, et la répétition de celles-ci nuit nécessairement à l'hématose et trouble d'autant la nutrition ; d'ailleurs c'est un appel à la localisation des tubercules sur les organes respiratoires, chez des sujets prédisposés. Je ne dis pas, qu'on le comprenne bien, que la phlegmasie des organes de l'hématose se change en tuberculisation, mais que la phlegmasie prédispose à la tuberculisation de ces organes. Telle est la manière de voir de M. Béhier [1]. Il y a loin de cela à la doctrine de Broussais qui admettait que les tubercules étaient « une inflammation des tissus lymphatiques consécutive, par consensus, à l'inflammation chronique des membranes muqueuses [2], » et de celle de Morton qui pensait que la pneumonie et la pleurésie peuvent dégénérer en phthisie.

Ce que nous venons de dire du froid et de l'humidité, donne la raison de l'action des *saisons* et des *climats* comme cause occasionnelle de la tuberculisation. « Les conditions les plus fâcheuses, dit M. Monneret, sont les variations brusques de chaud et de froid, pendant le jour et la nuit. » — Le printemps et l'automne, dit encore le savant professeur, agissent donc dans le même sens que les températures variables, ils augmentent le nombre des tuberculeux. C'est de la même façon qu'il faut interpréter l'action des *climats* [3]. « Mais le plus

1. *Leçons cliniques sur la phthisie pulmonaire.*
2. *Examen des doctrines.*
3. « Si, dit M. Bouchardat, on considère la fréquence de la tuberculisation pulmonaire, eu égard à la température extérieure, on peut dire que *la progression de l'équateur au pôle* est généralement vraie, mais avec des exceptions très-nombreuses. » — M. Bouchardat cite des localités extrêmes dans lesquelles la phthisie pulmonaire est relativement rare. — Ainsi, dans le pays des Esquimaux, à la baie d'Hudson, tous les voyageurs s'accordent à reconnaître la rareté de la phthisie pulmonaire. — L'expédition du capitaine Parry aux régions polaires fut signalée par le petit nombre d'hommes atteints de tuberculisation pulmonaire. — Inversement, dans certaines régions remarquables par l'élévation de la température moyenne, la phthisie est également rare : à la presqu'île de Ceylan et au Sénégal, par exemple. — On sait tout le parti que la thérapeutique a essayé de tirer de ces données climatologiques.

ordinairement, ajoute M. Monneret, ces causes ne font qu'exagérer les phénomènes morbides déjà enfantés par la tuberculose. »

Il est évident que l'*insuffisance des vêtements*, ne permettant pas à l'organisme de lutter efficacement contre la déperdition du calorique, met l'individu dans de fâcheuses conditions.

Je viens de dire l'action probable de l'abaissement de la température sur le développement de la tuberculisation. C'est en grande partie par cette cause que se produit la tuberculisation pulmonaire chez les singes, les lions, les panthères, les oiseaux des tropiques transportés dans nos climats; il en est de même pour les nègres venus en Europe. Mais à côté, et peut-être au-dessus du changement de climat, il faut placer le changement de régime et la captivité pour les animaux. On sait, en effet, que les rennes de Sibérie se tuberculisent également en France, c'est-à-dire dans un climat beaucoup plus chaud que le leur. » Captivité et domesticité pour l'animal; misère et fatigue pour l'homme, sont des causes efficaces de phthisie (Rayer). »

Il est un certain nombre de conditions physiques défavorables, d'où résulte fréquemment la tuberculisation, ce sont les conditions *professionnelles*. Or, parmi elles les plus actives sont les conditions dans lesquelles l'ouvrier est placé dans une atmosphère chargée de poussières (Lombard, de Genève), et parmi ces poussières les plus malfaisantes sont les poussières siliceuses. Il est évident qu'il y a là une irritation exercée continuellement sur la membrane muqueuse par l'acte de la respiration, et même que les particules anguleuses peuvent pénétrer par érosion dans la membrane muqueuse des voies respiratoires. « Mais cela ne produit chez les personnes bien constituées que la bronchite chronique ou l'asthme; le développement des tubercules a lieu chez ceux seulement qui portent en eux le germe d'une disposition héréditaire. » (Peacock.) C'est peut-être aller un peu loin. M. Monneret invoque seulement la prédisposition. Quoi qu'il en soit, la phthisie des rémouleurs est généralement admise. Les poussières qui se dégagent des grains que l'on remue provoquent chez les ouvriers le développement de la tuberculisation. On pourrait se demander si, dans tous ces cas, la tuberculose ne serait pas la conséquence directe du trouble de l'hématose, empêchée mécaniquement par l'oblitération d'un certain nombre de vésicules, plutôt que le résultat de la transformation d'un travail morbide primitivement phlegmasique.

2° Au nombre des mauvaises conditions d'*ordre physiologique* je citerai l'alimentation insuffisante ou de mauvaise qualité; l'exercice insuffisant ou l'exercice excessif; les pertes abondantes et répétées que fait l'économie vivante.

Est-il besoin de développer le mode d'action de ces causes qui toutes déterminent l'affaiblissement de l'organisme? Cet affaiblissement est produit directement par l'*alimentation insuffisante ou de mauvaise qualité*, puisqu'il n'y a pas réparation proportionnelle à la dépense. Aussi la tuberculisation est-elle plus fréquente chez les pauvres, nourris de végétaux ou d'aliments malsains, que chez les riches, dont l'alimentation est suffisante et de bonne qualité.

L'*exercice insuffisant* s'oppose à l'activité des combustions organiques ainsi qu'à leur entier accomplissement; ce qui est encore une cause directe d'affaiblissement. On voit ici l'une des causes de la tuberculisation fréquente chez les prisonniers, mais à cette cause s'ajoutent les mauvaises conditions psychiques. L'*exercice excessif* produit les mêmes effets que l'exercice insuffisant, bien que d'une manière inverse, surtout si une abondante alimentation ne vient pas compenser les pertes; et encore si le corps est habituellement surmené, l'appareil digestif, fatigué comme les autres appareils, fonctionne mal, l'assimilation languit et la décadence organique s'effectue.

Les *pertes abondantes et répétées* déterminent également une détérioration fâcheuse de l'organisme. Je citerai par exemple : 1° l'*onanisme* et les *excès vénériens* : là, comme ici, la perte est double, perte d'un liquide qui occupe un degré élevé dans l'échelle des produits de sécrétion et qui, par suite, coûte davantage à l'organisme; perte d'une grande quantité d'influx nerveux par le fait du spasme cynique; 2° la *lacta-*

tion prolongée : le lait contenant toutes les matières azotées et hydrocarbonées dont se doit nourrir l'enfant, et ces matières provenant de l'organisme de la femme, cette sécrétion trop prolongée affaiblit considérablement l'organisme de celle-ci. Morton a décrit un *tabes nutricum a nimia lactatione,* et tout le monde est d'accord sur la puissance de cette cause de tuberculisation; d'ailleurs la pathologie comparée vient apporter à la pathologie humaine son contingent de preuves.

M. Rayer[1] a vu des nourrices devenir phthisiques lorsqu'elles allaitaient deux enfants à la fois, le leur et celui qui leur était confié; ou bien encore lorsqu'elles continuaient l'allaitement au delà d'une certaine durée hors de proportion avec leurs forces. Les vaches et les ânesses laitières se tuberculisent de même et avec la plus grande fréquence. M. Delafond est d'un avis semblable à celui de M. Rayer, mais nul n'a mieux exposé que M. Bouchardat la théorie physiologique de ce fait. Ce savant a montré, en effet, que les vaches laitières des étables de Paris étaient soumises à une alimentation forcée : du sel mélangé à leur nourriture augmentait leur appétit; d'un autre côté, on leur fournissait en abondance des aliments riches en matière féculente et sucrée. Comme ces vaches étaient soumises à un repos absolu, les pertes par l'exercice étaient réduites au minimum. Tout concourait donc à l'exagération de la sécrétion du lait; ce qui était le but désiré. On arrivait ainsi à faire produire à des vaches, un an et même dix-huit mois après le part, 18 à 20 litres de lait au lieu de 7. Eh bien, malgré cette alimentation forcée qui aurait dû réparer amplement les pertes résultant de la sécrétion lactée, toutes ou presque toutes les vaches devenaient phthisiques. Ce qui démontre bien qu'un travail fonctionnel excessif épuise à la fin l'organisme en dépit d'une alimentation suffisamment réparatrice; ce qui démontre enfin que le corps vivant n'est pas un appareil caléfacteur qui peut indéfiniment et impunément fonctionner d'une façon

---

1. *Études comparatives de la phthisie pulmonaire chez l'homme et chez les animaux.*

exagérée, et qu'il n'y a pas là une simple question d'équilibre entre la recette et la dépense, entre le combustible fourni et le « travail utile » produit.

Je n'ai autant insisté sur ce fait de l'épuisement par excès de sécrétion lactée, que parce que nous retrouvons son analogue à propos de la *glycosurie*.

J'ai dit, m'appuyant sur l'autorité de Delafond, Rayer, Bouchardat, que la phthisie tuberculeuse des vaches laitières était fréquente; cependant un jeune savant, M. Trasbot, de l'École d'Alfort, prétend que ce n'est pas une phthisie tuberculeuse, mais une espèce de pneumonie chronique avec formation de petites collections purulentes qui simulent grossièrement les tubercules de l'homme.

Au nombre des causes d'ordre physiologique ou somatique, je citerai encore l'âge et le sexe : la *jeunesse* et le *sexe féminin* sont deux conditions favorables au développement de la tuberculisation, car de part et d'autre il y a une moindre résistance de l'organisme. Cependant, si la tuberculisation est beaucoup plus fréquente dans le jeune âge, cette fréquence même tient plutôt à l'éclosion de la tuberculisation héréditaire qu'au développement d'une tuberculisation acquise.

3° Les mauvaises conditions d'ordre *psychique* sont toutes les causes morales déprimantes; d'une part, les chagrins prolongés, les tourments de l'ambition, les soucis de la spéculation sans limites, les angoisses de la pauvreté, les terreurs d'une absurde superstition; et, d'autre part, les travaux intellectuels excessifs.

Laennec ne connaissait pas à la tuberculisation de causes plus certaines que les passions tristes, surtout quand elles étaient profondes et de longue durée : « Et il est à remarquer, dit-il, que c'est la même cause qui paraît contribuer au développement des cancers et de toutes les productions qui n'ont pas d'analogues dans l'économie animale. » Laennec cite, comme exemple de l'action fâcheuse des passions tristes, l'exemple d'un couvent de femmes dont « l'attention était habituellement fixée sur les vérités *les plus terribles* de la religion, » et qu'on s'efforçait d'amener, par toutes sortes de contrariétés, « à un entier renoncement à leur propre volonté. » Sous l'influence de ces odieuses pratiques, Laennec a vu la communauté se renouveler deux ou trois fois dans l'espace de dix années, par la perte successive de tous ses membres, qui succombaient à la phthisie pulmonaire.

Une preuve plus convaincante encore de l'influence des passions tristes sur la production de la tuberculose, est le fait de la grande fréquence de la tuberculisation chez les *lypémaniaques*. En effet, il est d'observation vulgaire que, parmi les aliénés, les malades atteints de délire triste sont de beaucoup plus fréquemment atteints de tuberculisation que les malades à délire expansif. Il nous semble plus naturel d'invoquer ici l'action des passions ou des idées tristes que de croire à la transformation d'une maladie mentale en maladie tuberculeuse, comme l'ont fait les partisans de la métamorphose morbide.

On conçoit aisément le mode d'action des *passions tristes :* elles font cesser l'appétit, troublent les digestions, et portent ainsi la plus fâcheuse atteinte à la nutrition générale.

Quant aux *travaux intellectuels poussés à l'excès*, ils ont le même mode d'action que l'exercice immodéré ; de part et d'autre il y a excès dans la dépense. Mais ici la réparation est plus difficile que pour les pertes matériellement provoquées : pour celles-ci l'appétit existe encore, et l'estomac peut venir au secours de l'organisme en déficit ; mais, à la suite des travaux intellectuels excessifs, l'appétit languit, et l'estomac paresseux sert mal ce corps qui a tant besoin de réparation, mais où ce besoin même ne se fait plus sentir.

4° Les mauvaises conditions *d'ordre pathologique* sont celles qui portent directement atteinte à la nutrition ou qui épuisent l'organisme.

Ainsi, Dittrich a vu fréquemment l'*ulcère simple* être suivi de tuberculisation ; c'est un fait qui n'est pas habituellement signalé et qui n'est pas complétement d'accord avec mon observation personnelle. Mais ce que j'ai vu, c'est, deux fois, et chez des sujets jusque-là bien portants, la tuberculisation se développer à la suite d'un *rétrécissement de l'œsophage* et

par le fait de l'inanitiation de ces individus. La *dyspepsie* prolongée est une cause incontestable de tuberculisation. J'ai
trop insisté sur l'influence des troubles de la nutrition pour
essayer de faire ressortir le mode d'action de la dyspepsie.

A côté des altérations matérielles ou fonctionnelles de
l'appareil digestif, se rangent celles de l'appareil respiratoire.
Ici les théories ne manquent pas : l'école physiologique invo-
quait les phlegmasies antérieures de l'arbre respiratoire
(bronches ou poumons) ou de ses annexes (plèvres), comme
causes de la tuberculisation pulmonaire. Il s'en faut bien
que la pneumonie et la bronchite aiguës soient une cause
fréquente de tuberculisation. Quant à ces catarrhes chroniques, espèces bâtardes, qui participent à la fois des flux et
des phlegmasies, s'ils sont parfois suivis de tuberculisation,
ce n'est pas que la tuberculisation soit une transformation de
la maladie, et qu'elle reconnaisse ainsi une origine inflammatoire; le mécanisme est tout autre, c'est par *inanitiation
pulmonaire* que survient alors la tuberculisation; l'une des
deux sources de la réparation est amoindrie et l'organisme
est en perte, dans ce cas, par défaut d'hématose, comme
nous l'avons vu l'être tout à l'heure par défaut d'aliments.

Je traiterai plus loin et à part de l'influence qu'ont certaines maladies aiguës sur le développement de la tuberculisation. Ce que je veux dire ici de plus général, c'est que toutes
les affections qui détériorent l'organisme, soit qu'elles l'affa-
ment par les voies de la respiration, soit qu'elles le fassent
par celles de la digestion, sont une cause indirecte, mais
active de la tuberculisation.

En résumé, ce n'est pas par l'action isolée des causes que
je viens d'indiquer, mais par la réunion de toutes ces causes
ou du plus grand nombre d'entre elles, que sont réalisées
les conditions *organiques*, productrices de la tuberculisation.
Et c'est parce que cette réunion de causes mauvaises se trouve
précisément dans les grands centres de population que la
tuberculisation y est aussi fréquente et aussi meurtrière. C'est
également parce que ces causes fâcheuses sont accumulées
pour l'ouvrier des villes (travail excessif, misère, mauvaise

hygiène) qu'il se tuberculise plus souvent que le riche. Cependant celui-ci peut se tuberculiser à son tour par la dépravation de son hygiène et par des excès qui ne sont pas ceux du travail. En tout cas, de part et d'autre, il y a ce que M. Bouchardat a si justement appelé la *misère physiologique*, qui reconnaît comme causes combinées l'*excès dans la dépense* et l'*insuffisance dans la réparation*.

Assurément, ces conditions ne font pas se développer la tuberculisation chez tous les individus qui y sont soumis, mais de ce que quelques-uns résistent en raison de leur vigueur native, il n'en est pas moins vrai que la plupart succombent. Ce n'est pas là une affaire de raisonnement, mais d'observation. M. Cruveilhier a vu « une pauvre famille composée du mari, de la femme et de quatre enfants, tous brillants de santé, lorsqu'ils ont quitté leur pays, devenir successivement tuberculeux, dans une grande ville, sous l'influence de l'humidité (ces malheureux s'étaient logés dans une cave par économie) et d'une nourriture insuffisante et presque entièrement végétale. L'affection tuberculeuse débuta chez les enfants, par les ganglions cervicaux qui devinrent bientôt très-considérables. Puis vint le dévoiement qui fut indomptable, puis enfin vint la toux avec tous les signes d'une tuberculisation pulmonaire aiguë, qui ne tarda pas à les emporter. La mort de deux de ces enfants fut accélérée par une méningite tuberculeuse avec épanchement dans les ventricules. La mère succomba quelques mois après ses enfants. Le père, qui travaillait toute la journée en plein air, et qui était en partie nourri chez ses patrons, a seul résisté [1]. »

J'ai vu moi-même la série de faits suivants. Une famille, composée du père, de la mère et de trois fils, contrainte par la misère, vint de la campagne à Paris. Dans son pays, le père était maçon, c'est-à-dire travaillait en plein air dans un village, et non pas dans une ville. A Paris, cet homme fut employé, avec ses deux fils les plus âgés, dans une papeterie, où il restait renfermé treize heures sur vingt-quatre. Le reste

___

1. *Traité d'anatomie pathologique*, t. IV.

de son temps, ce malheureux le passait dans une petite et obscure chambre du faubourg Saint-Marceau, où couchaient les cinq membres de cette famille. Au bout de trois mois, le fils aîné se fit, disait-il, une entorse qui ne guérit pas, et pour les suites de laquelle il entra à la Pitié dans le service de M. Michon. C'était une tumeur blanche : déjà des signes de tuberculisation pulmonaire apparaissaient, et le jeune malade succomba assez rapidement à cette dernière affection, hâtée dans sa marche par la suppuration de l'article. Pendant que le fils aîné était à l'hôpital, le père commençait à tousser ainsi qu'à maigrir, et le second fils présentait les signes non douteux d'une tumeur blanche du genou. Comme son frère aîné, il mourut de phthisie pulmonaire ; et comme ses deux fils, mais deux mois après le dernier, le père succombait à la même affection dans le dernier degré du marasme. Cela se passait de 1853 à 1854. Effrayée, et d'ailleurs privée de toutes ressources, la mère retourna à son village et depuis onze ans elle continue de s'y bien porter. Quant à son plus jeune fils, il est devenu un robuste jeune homme, qui se livre aux travaux de la campagne et ne présente aucun des indices de l'affection à laquelle ont succombé son père et ses deux frères. Qui ne voit dans ces faits l'expérience et sa contre-épreuve, l'influence malsaine du travail excessif, de l'encombrement, de la mauvaise nourriture et, inversement, l'effet bienfaisant de la vie en plein air, en dépit même de la misère ?

Ces faits me semblent une réponse suffisante à ceux qui nieraient encore la tuberculisation acquise. Et, d'ailleurs, il faudrait cependant s'entendre. Si la tuberculose peut se développer chez les animaux, et elle s'y développe, tout le monde le reconnaît, on est contraint à admettre de ces deux choses l'une : ou que ces animaux étaient en puissance de diathèse au moment où ils ont changé de régime et de milieu, — ce qui est une pure hypothèse ; — ou que le changement de régime et de milieu a fait se développer en eux la tuberculisation, — ce qui est un fait. Le dilemme est inattaquable.

Mais si la tuberculisation s'est développée ainsi chez eux,

par les influences de régime et de milieu, elle peut donc se développer spontanément. Conclusion également inattaquable.

Or, si l'on est forcé d'admettre que la tuberculose peut apparaître spontanément chez les animaux, pourquoi s'arrêter sur la route de la logique et de l'analogie, et ne pas admettre la possibilité du développement spontané de la tuberculose chez l'homme ?

Pour moi, qui crois à cette possibilité du développement spontané de la plupart des maladies, une telle nécessité logique n'a rien qui m'émeuve.

Que peut-on d'ailleurs rationnellement invoquer contre ce développement spontané de la tuberculisation ? La *spécificité !* mais ne voyons-nous pas les maladies spécifiques par excellence, la morve et la rage, spontanément apparaître , alors que sont réalisées certaines influences de régime et de milieu? — La *virulence* et l'*inoculabilité !* Or, si les expériences d'inoculation ont réellement réussi, voilà que la tuberculisation, devenue maladie virulente, doit, comme ces maladies, pouvoir se développer spontanément.

Il faut bien croire enfin que les maladies les plus spécifiques, que les affections les plus diathésiques, ont eu un commencement dans l'espèce humaine, et que ce commencement a eu lieu sous des influences intrinsèques ou extrinsèques, aussi peu connues qu'incontestables. Or, si les maladies dont je parle ont eu une origine spontanée une fois, — et elles l'ont eue, — pourquoi ne l'auraient-elles pas deux fois, cent fois, mille fois?

Toutes les causes que je viens de dire ne produisent pas directement la tuberculisation : elles en sont les causes *éloignées.* Mais sous leur continuelle influence, l'économie s'altère lentement, le niveau général de la vitalité s'abaisse et, quand l'organisation s'est ainsi appauvrie dans chacune de ses parties intégrantes, les tubercules naissent dans les poumons comme on voit naître le lichen parasite sur le tronc pourri des arbres caducs.

Je vais aborder maintenant deux questions étiologiques

qui s'enchaînent mutuellement, je veux dire la *contagion* et l'*inoculation* de la tuberculose.

Contagion.

L'idée de la contagion de la tuberculose est presque universellement, et à peu près sans discussion, rejetée par les savants contemporains. Il n'en était pas ainsi autrefois.

« La phthisie tuberculeuse, dit Laennec, a longtemps passé pour être contagieuse, et elle passe encore pour être telle aux yeux du peuple, des magistrats et de quelques médecins dans certains pays, et surtout dans les parties méridionales de l'Europe. En France, au moins, il ne paraît pas qu'elle le soit. On voit souvent, chez les personnes qui ont peu d'aisance, une famille nombreuse coucher dans la même chambre qu'un phthisique, *un mari partager jusqu'au dernier moment le lit de sa femme phthisique, sans que la maladie se communique.* Les vêtements de laine et les matelas des phthisiques, que l'on brûle dans certains pays, et que le plus souvent on ne lave même pas en France, ne m'ont jamais paru avoir communiqué la maladie à personne. Quoi qu'il en soit, la prudence et la propreté demanderaient qu'on prît habituellement plus de précautions à cet égard. Beaucoup de faits, d'ailleurs, prouvent qu'une maladie qui n'est pas habituellement contagieuse peut le devenir dans certaines circonstances [1]. »

Pour M. Cruveilhier, la transmission par contagion des tubercules pulmonaires, ne lui paraît pas positivement démontrée, et cependant il croit bon, dans la pratique, de se comporter comme si la tuberculisation était contagieuse. On conçoit, en effet, dit-il, que les individus d'une même famille, un mari et une femme, des frères et des sœurs plus ou moins prédisposés, soumis aux mêmes influences, puissent être frappés successivement dans la proportion de leur susceptibilité ; aussi n'hésite-t-il pas à établir, comme

---

1. Laennec, *op. cit.*

une vérité démontrée, cette proposition : il n'est personne qui, sous certaines influences physiologiques et pathologiques, ne puisse devenir tuberculeux [1].

On sait ce qu'en pensait le grand Morgagni, qui avoue n'avoir jamais osé faire que très-peu d'ouvertures de corps de phthisiques, de peur, dit-il, de contracter leur maladie ; et cette crainte il la conserva toute sa vie : « *Phthisicorum cadavera fugi* adolescens, *fugio etiam* senex. »

« On a sans doute singulièrement exagéré la facilité de la contagion de la phthisie pulmonaire, dit l'illustre M. Andral. Cependant est-il sage de la nier absolument et dans tous les cas ? Qui pourrait affirmer avec des preuves suffisantes à l'appui de son opinion, qu'une maladie qui ne saurait jamais être considérée comme purement locale, et qui, à mesure qu'elle avance, présente l'image d'une sorte d'*infection de toute l'économie*, n'est pas susceptible de se transmettre dans les cas où des contacts très-rapprochés et continuels (comme, par exemple, le coucher dans un même lit) exposent un individu sain à absorber les miasmes qui se dégagent et de la muqueuse pulmonaire et de la peau des malades ? Tout ce que je puis dire, sans prétendre décider en dernier ressort une aussi grave question, c'est que, dans le cours de ma pratique, j'ai été plus d'une fois frappé de voir des femmes commencer à présenter les premiers symptômes d'une phthisie pulmonaire peu de temps après que leur mari, dont elles avaient partagé la couche jusqu'au dernier moment, avaient succombé à cette maladie ! Une pareille question sera toujours scientifiquement très-difficile à résoudre, en raison de la grande fréquence de la phthisie : l'on aura toujours à citer des faits contraires à ceux dont je viens de parler, et, pour ces derniers, on pourra facilement en diminuer la valeur, en disant que les personnes qui deviennent phthisiques en pareil cas *avaient à le devenir*. Mais pratiquement ces faits ont peut-être assez d'importance pour qu'ils engagent à faire prendre quelques précautions aux personnes

1. Cruveilhier, *Traité d'anatomie pathologique*, t. **IV**.

qui ont des rapports journaliers avec les phthisiques, surtout dans les derniers temps de leur maladie[1]. »

On ne saurait mieux dire ni pratiquement mieux parler.

Dans une récente discussion qui a eu lieu à la société des hôpitaux, un savant distingué, M. Chauffard, n'a pas hésité à dire qu'il regardait la contagion de la tuberculose comme probable, mais qu'il fallait bien se garder d'exagérer sa pensée et de n'admettre que ce seul mode de tuberculisation. « Comme la morve, la rage, les fièvres éruptives, la tuberculisation peut éclore spontanément ou à la suite de contagion ou d'inoculation ; enfin elle peut être héréditaire comme la syphilis. »

La question n'a pas semblé à M. Louis valoir la peine qu'il en parlât.

Quant à M. Monneret, il nie résolûment cette contagion, qui ne s'appuie, dit-il, que sur quelques faits mal interprétés.

Je n'ai pas d'expérience personnelle à cet égard : la question n'est soluble que par l'observation directe, et ce n'est pas dans la pratique des hôpitaux que cette observation peut être bien faite. Je devais donc me borner à rapporter l'opinion de quelques hommes considérables. C'est ce que j'ai fait.

Inoculation.

A peine hasardait-on encore quelques timides et rares controverses à propos de la contagion, que quelques-uns affirmaient avec restriction, que d'autres niaient résolûment, lorsque tout à coup et récemment un jeune savant aux travaux duquel j'ai fait de larges emprunts, guidé par une induction pleine de hardiesse, s'est demandé « si la tuberculose ne serait pas l'effet d'un agent causal spécifique, d'un *virus*, en un mot. Auquel cas cet agent devrait se retrouver, comme ses congénères, dans les produits morbides qu'il a déterminés par son action directe sur les éléments normaux des tissus affectés. »

[1]. Andral, notes à Laennec, t. II.

M. Villemin s'est demandé encore si, introduit dans un organisme susceptible d'être impressionné par lui, cet agent peut *se reproduire* et *reproduire* en même temps *la maladie* dont il est le principe essentiel et la cause déterminante; en d'autres termes, il s'est demandé si la tuberculose ne serait pas inoculable.

L'expérimentation semble confirmer ces données de l'induction, voici les expériences :

Première série d'expériences.

Le 6 mars 1865, on a pris deux jeunes lapins vivant avec leur mère dans une cage élevée au-dessus du sol, et bien abritée. A l'un de ces lapins, on a insinué dans une petite plaie deux fragments de tubercules, et du liquide d'une caverne, pris sur le poumon et l'intestin d'un phthisique mort depuis trente-trois heures.

Le 30 mars et le 4 avril, nouvelle inoculation.

Le 20 juin, l'animal, bien portant du reste, est sacrifié, et l'on constate :

Une cuillerée à bouche de sérosité dans la cavité péritonéale; *semis tuberculeux*, situé *le long de la grande courbure de l'estomac*, les *granulations* sont *grises*, très-petites, oblongues; plusieurs présentent à leur centre un petit point jaune, opaque.

Dans l'intestin, à trois centimètres de l'estomac, existe un *tubercule* assez volumineux, de la grosseur d'un grain de chènevis; *d'autres tubercules* sont disséminés dans l'intestin grêle.

Quelques tubercules dans les deux substances du rein.

Les *poumons* sont *pleins de grosses masses tuberculeuses* formées d'une manière très-apparente, par l'agglomération de plusieurs granulations.

Ces masses ont la dimension d'un gros pois, en les incisant, on voit sur leur coupe, d'un gris transparent, plusieurs points blancs jaunâtres. L'examen microscopique confirme la nature tuberculeuse de toutes ces productions.

Le lapin frère est ensuite mis à mort, et ne présente *absolument aucun tubercule.*

Deuxième série d'expériences.

Le 15 juillet, M. Villemin inocule trois beaux lapins, vivant au grand air, et jouissant d'une nourriture abondante et variée ; le 22 juillet l'inoculation est répétée sur ces mêmes lapins, et on pratique l'opération sur un quatrième lapin.

Les 15, 16, 18 et 19 septembre, les animaux sont sacrifiés, voici le résultat des autopsies.

N° 1. — *Tubercules pulmonaires* abondants, disposés en plaques de la grosseur d'une lentille, offrant à la coupe des points jaunâtres ; on remarque aussi quelques *granulations miliaires.*

Le poumon est rose, sans traces d'inflammation.

N° 2. — *Tubercules pulmonaires*, dont un est jaune opaque en grande partie ; une cuillerée à café de sérosité dans les plèvres.

N° 3. — *Tubercules pulmonaires*, tubercule blanc jaunâtre dans l'appendice iléo-cæcal.

N° 4. — Ce quatrième lapin n'a été inoculé qu'une fois. *Tubercules pulmonaires* surtout dans le poumon gauche, quelques tubercules dans l'enveloppe péritonéale du foie ; trois tubercules dans la portion supérieure de l'intestin grêle.

Deux lapins vivant dans les mêmes conditions, mais n'ayant pas été inoculés, sont mis à mort. Ils n'ont offert *aucune trace de tuberculisation.*

Troisième série d'expériences.

Le 2 octobre, le même expérimentateur se procure trois paires de lapins âgés environ de trois mois ; les deux lapins de chaque paire sont frères ; il inocule un lapin de chaque paire ; il répète l'inoculation le 24 octobre.

Un quatrième lapin, adulte, est aussi inoculé.

Paire n° 1. — Le lapin inoculé est trouvé mort le 23 novembre.

A l'autopsie, on constate :

Deux plaques rouges occupant les faces et le bord postérieur des poumons, plaques constituées par la plèvre épaissie et le parenchyme pulmonaire sous-jacent congestionné. Au milieu de ces parties, de *petites granulations grisâtres*.

Des kystes nombreux dans la substance corticale du rein : le lapin frère ne présente aucune lésion organique.

Paire n° 2. — 29 novembre. Sur le lapin inoculé, de nombreuses *granulations miliaires*, siégeant au-dessous de la plèvre, et réparties dans les deux poumons ; quelques granulations dans l'intérieur du parenchyme.

Le lapin frère est exempt de tubercules.

Paire n° 3. — Quelques *granulations grises*, siégeant au milieu de marbrures rouges ; évidemment la poussée tuberculeuse ne s'est faite que depuis peu de temps.

Rien, chez le lapin frère.

N° 4. — Autopsie faite le 27 novembre.

La surface des deux poumons est *criblée de granulations souspleurales;* le tissu des poumons en présente aussi; on trouve à la surface de la rate des granulations, et trois ou quatre tubercules aplatis.

Ces expériences ne pouvaient présenter quelque valeur, qu'à la condition d'une contre-épreuve. En conséquence, parallèlement à ces inoculations de tubercules, Villemin en a fait avec différentes substances, telles que la *matière de la psorentérie* d'un cholérique, du *pus d'abcès phlegmoneux*, d'*anthrax*, et le lapin sacrifié n'a rien présenté de morbide.

Ne sachant à quelle époque de son évolution le tubercule est le plus propre à l'inoculation, on a toujours pris la matière à inoculer sur deux granulations, l'une grise, et l'autre au début de son ramollissement.

Telles sont les expériences qui ont conduit Villemin à dire que « la phthisie serait une affection virulente, inoculable, une affection spécifique.

« Sa cause résiderait dans un agent inoculable, et la tuberculose trouverait peut-être sa place à côté de la syphilis, de la morve et du farcin. »

Ces expériences émurent vivement les médecins et la controverse s'engagea; plus utiles que la controverse, d'autres expériences se firent, et voici qu'un savant médecin des hôpitaux de Paris, M. Hérard, vient de communiquer à la Société médicale des hôpitaux le résultat de ses expériences.

Dans cette communication, faite le 28 février dernier, M. Hérard rapporte que ses expériences, faites en commun avec M. Cornil, tendent à prouver, comme celles de M. Villemin, « que la tuberculose est une affection spécifique inoculable, et qu'elle doit à ce titre être rangée dans les maladies virulentes. »

On a inoculé à des lapins des granulations grises et à d'autres de la matière caséeuse.

Ceux à qui fut inoculée la matière des granulations grises maigrirent, mais sans tousser. On les sacrifia et ils présentèrent des granulations semblables à celles que l'on trouve chez l'homme, semblables et par l'aspect extérieur et par la structure histologique. De plus, on trouva au cou, du côté de l'inoculation, une chaîne de ganglions considérablement hypertrophiés, mous, se laissant facilement écraser.

Quant à ceux à qui on avait inoculé la matière caséeuse, ils furent trouvés parfaitement sains, d'où M. Hérard croit pouvoir conclure :

1° Que la tuberculose est inoculable de l'homme au lapin, et que la contagion est possible.

2° Que les granulations grises et la matière caséeuse sont fort différentes : l'une étant inoculable, l'autre ne l'étant pas.

M. Hérard regarde, en effet, la matière caséeuse comme un produit d'inflammation chronique.

Voici maintenant des expériences qui se rattachent assez directement à la question de l'inoculation.

Panum, faisant des injections de différentes substances dans l'artère pulmonaire, a vu se produire dans les poumons, au bout d'un certain temps qu'il ne détermine pas, de petites tumeurs ou nodosités blanchâtres, friables, formées en général par du tissu connectif mêlé de produits graisseux. Ces nodosités contenaient toujours à leur centre des particules de la substance injectée (boulettes de cire, bulles d'air, gouttelettes de mercure).

Virchow avait déjà observé des nodosités de ce genre surtout chez les vieux chiens ; mais il n'y attacha aucune importance, parce que, dit-il, elles peuvent exister sans qu'on ait pratiqué des embolies et parce que, d'un autre côté, les caractères anatomiques de ces tumeurs concordent avec ceux des tumeurs fibroïdes.

Ces nodosités ont en outre une telle analogie avec les petits tubercules qu'on pourrait au besoin considérer le processus tuberculeux comme un processus embolique[1].

Tout cela, on l'avouera, n'est pas très-clair. Mais M. Denkowski, de Varsovie, vient de reprendre les expériences sous une autre forme[2]. Ce savant part de ce fait, que la substance fibrino-plastique ou plasmine a la propriété de se coaguler sous l'influence d'un courant d'acide carbonique ; si donc, utilisant cette propriété, on augmente la proportion d'acide carbonique, par exemple, en électrisant fortement les muscles du train postérieur d'un animal, ce qui accroît la respiration musculaire, et par suite la production locale d'acide carbonique (Cl. Bernard) ; si, d'un autre côté, on injecte une certaine quantité d'eau après une saignée préalable, on favorise singulièrement la coagulation de la plasmine et l'on fait des embolies.

On voit alors, une à deux semaines après l'injection, sous la plèvre et dans le tissu pulmonaire, des taches d'un rouge foncé, et qui ne sont autre chose que de petites hémorrhagies. Ces taches peuvent varier de couleur depuis le rouge vif jusqu'au rose pâle. A côté de ces infiltrations on trouve des néo-tissus, sous la forme de petites nodosités parfaitement isolées, et de la grosseur d'un grain de millet, d'une

---

1. Panum, *Contributions expérimentales à l'étude des embolies*, in *Archives de Virchow*, t. XXV. p. 308 et 433. 1862.
2. *De l'étiologie de la granulation miliaire*, Centralblatt, n° 3. 1865.

couleur gris jaunâtre, demi-transparentes, comme gélatineuses et susceptibles d'être énuclées à l'aide d'une aiguille. Le nombre de ces nodosités est proportionné à celui des infiltrations hémorrhagiques, et le tissu pulmonaire environnant est tantôt rouge, tantôt normal.

L'examen microscopique de ces nodosités démontre qu'elles consistent en un amas de noyaux juxtaposés, ronds ou ovales, dont quelques-unes contiennent encore dans leur centre des nucléoles, dont la plupart, au contraire, renferment des gouttelettes de graisse très-visibles et parfois très-nombreuses.

Dans ces nodosités, de même que dans leur voisinage, on trouve des noyaux isolés présentant les traces d'une division, sans que cependant on puisse déterminer exactement si ce sont des noyaux de vaisseaux capillaires, ou des noyaux de tissu cellulaire.

Ces nodosités sont traversées dans tous les sens par les fibres élastiques du tissu pulmonaire; à leur centre on trouve parfois un *pigment* finement granulé ou des *cristaux d'hématoïne*.

Ainsi, il y a coagulation de la plasmine, coagulation du sang, et formation consécutive d'un nouveau produit.

Chez tous les chiens injectés de la façon indiquée, dit M. G. Sée, auquel je dois la communication de ces faits, on retrouve constamment ces productions *tuberculoïdes*. Il s'agit de savoir si elles proviennent simplement de l'oblitération des vaisseaux capillaires par l'embolie, ou du dépôt de la plasmine le long des parois de ces mêmes vaisseaux. Ce qui tend à faire croire que c'est la dernière interprétation qui est la vraie, c'est que si, pour précipiter la plasmine, au lieu de se servir de l'acide carbonique accumulé dans le sang, on injecte du glycocholate de soude, il ne se produit rien de semblable à ce qu'a obtenu Denkowski, parce que dans ce cas on ne coagule pas la plasmine.

Denkowski pense cependant que ces néo-produits ne sont autres que des tubercules miliaires récents et se rattache par conséquent à l'idée de Panum.

Supposons qu'il en soit ainsi, dit encore M. Sée, et que par le fait de l'embolie on puisse déterminer des productions analogues aux tubercules miliaires, il devient dès lors évident qu'on obtiendra ce résultat avec toutes sortes de substances capables de coaguler la plasmine et qu'il est parfaitement inutile dans ce but d'injecter spécialement la matière tuberculeuse ainsi que l'a fait M. Villemin.

La matière tuberculeuse n'a donc pas le privilége exclusif de constituer ces néo-produits, et on ne saurait dire, avec M. Villemin que le tubercule soit inoculable et puisse reproduire le tubercule.

Ce que M. Sée a pensé, M. Béhier l'a réalisé. L'ingénieux professeur a fait en 1865, la même année que Denkowski et sans s'être inspiré de lui par conséquent, ce professeur a fait, dis-je, une série d'expériences qu'il a eu la grande obligeance de me communiquer.

De ces expériences il résulterait que les injections de graisse dans les veines de l'oreille d'un lapin donnent lieu à la production de vrais tubercules dans les poumons.

Voici ces expériences :

INJECTIONS DE GRAISSE DANS LES VEINES.

Expérience III.

17 mars. On injecte trente gouttes de graisse de lapin colorée par le bleu de Prusse, dans la veine auriculaire d'un lapin de taille moyenne ; pas d'accidents.

22 mars. Injection de trente gouttes du même liquide, frissons. 23 mars, injection de vingt gouttes, pas d'accidents. 27 mars, injection de vingt-cinq gouttes du même liquide, pas d'accidents.

2 avril. L'animal commence à maigrir, son poil est moins lisse, il se tient moins propre, une de ses oreilles, très-épaisse vers sa base, tombe comme paralysée , on lui injecte 30 gouttes de graisse colorée. L'animal a conservé son appétit, il se met à manger.

3 avril. L'amaigrissement s'est fortement prononcé, les os font saillie sous la peau et on peut compter leurs apophyses et leurs articulations par une palpation attentive, cependant l'animal mange toujours avec voracité ; on lui injecte 30 gouttes de graisse dans la veine saphène externe du côté droit.

7 avril. L'amaigrissement est arrivé à un dégré excessif, les deux

oreilles sont inertes, l'une d'elles offre des phlyctènes vers sa partie moyenne et sous ces phlyctènes des escharres. — Le poil est hérissé, sec, cassant, couvert d'immondices, preuve certaine que la maladie empêche l'animal de se nettoyer; son aspect est celui de la caducité la plus avancée.— On lui fait une injection de 60 gouttes de graisse colorée, il ne survient pas d'accidents bien caractérisés; l'animal se ramasse dans un coin, le poil tout hérissé; on lui offre de l'eau, il se met à boire avec avidité; enfin environ trois heures après l'injection, il meurt sans présenter de symptômes insolites.

Il avait supporté 225 gouttes de graisse, environ 11 grammes par conséquent.

Quant à la matière colorante, on peut ne pas en tenir compte vu sa faible quantité.

Autopsie. — L'intestin grêle et le gros intestin sont remplis, l'un de matières fécaloïdes jaunâtres, l'autre de matières fécales très-liquides. La muqueuse de ces deux organes est ramollie ; il en est de même de celle de l'estomac ; on peut l'enlever en totalité, en la râclant légèrement.

Le foie est petit, mais il ne présente rien d'anomal. Il en est de même de la rate.

Le poumon droit offre çà et là des taches grisâtres, vers sa base il est fixé à la paroi thoracique par de très-solides adhérences. Tout le lobe inférieur présente une coloration rouge vif, plus foncée par place. A ce niveau, la plèvre viscérale est très-fortement épaissie. Au-dessous d'elle, le lobe pulmonaire est dur, résistant à la pression, il ne crépite plus et résiste à l'insufflation. Une coupe verticale montre que tout ce lobe a été envahi par une substance jaunâtre, très-dense, d'un aspect assez homogène, mais déjà creusée çà et là de vacuoles. L'altération paraît occuper seulement le lobe inférieur, les deux autres crépitent, s'insufflent et présentent, sauf quelques taches jaunes, l'apparence normale.

La base du lobe inférieur du poumon gauche porte une altération semblable, la production hétéromorphe est moins étendue et ses éléments moins tassés. On distingue à sa surface trois ou quatre traînées de matière colorante bleue.

Le cœur est distendu par un sang demi-fluide et par des caillots. La masse du sang m'a paru diminuée. — L'arachnoïde est fortement injectée, le cerveau et le cervelet sont très-ramollis.

Les muscles sont pâles, flasques. Le tissu adipeux a complétement disparu. Les os sont d'une très-grande fragilité.

Examen microscopique. — La matière jaunâtre qui a envahi le lobe inférieur des poumons est formée : 1º de granulations moléculaires et de grains amorphes en nombre incommensurable; 2º de corpuscules légèrement ovoïdes ou polyédriques, à surface lisse ou contenu granuleux, de 0,006 à 0,007 de diamètre. L'acide acétique les pâlit sans y faire paraître de noyau; en un mot, ils se rapprochent autant que faire se peut des corpuscules tuberculeux; 3° enfin, parmi ces éléments, on trouve des cellules épithéliales pavimenteuses, des cellules pulmonaires, des cellules épithéliales prismatiques des petites bronches que le grattage a enlevées, puis des amas de matière colorante bleue venant, comme nous le verrons, des capillaires.

On a insufflé et fait sécher les lobes qui paraissaient sains et sur des coupes parallèles aux rameaux bronchiques pratiquées à différentes hauteurs. On a pu acquérir la certitude que pas un point du poumon n'avait échappé à la production hétéromorphe.

Les capillaires offraient pour la plupart, de place en place, des accumulations de graisse sous forme de petites vésicules, des amas de matière colorante bleue. Les cellules pulmonaires étaient vides et paraissaient saines. Mais, dans le tissu conjonctif qui les environne, il s'était fait une immense prolifération de corpuscules analogues à ceux qu'on a décrits plus haut, et de matière amorphe. Plus les coupes se rapprochaient de la base des poumons, plus les corpuscules étaient volumineux et serrés, plus aussi les cellules et les capillaires étaient rétrécis. La compression de ces derniers organes était portée si loin sur les confins du lobe inférieur droit, qu'à peine on pouvait les reconnaître.

Les corpuscules qui occupaient les points du poumon que l'on pouvait insuffler étaient plus petits, un peu plus allongés que ceux de la partie inférieure. On voit aussi sur la préparation quelques cellules épithéliales enlevées par le grattage et des amas de graisse en vésicules provenant des capillaires. On peut comparer les corpuscules qui viennent d'être décrits aux noyaux embryoplastiques d'un fœtus humain de quarante-cinq jours, et on a reconnu qu'ils en différaient par leur forme, leur diamètre, leur contenu et leurs réactions chimiques.

Les globules du sang étaient peut-être un peu ramollis. Les capillaires du cerveau présentaient un contenu à reflet verdâtre indiquant que la matière colorante bleue s'était mêlée au sang.

Les cellules du foie s'étaient chargées d'un pointillé très-serré que l'éther faisait disparaître. Les tubes de la substance certicale du rein étaient remplis de graisse; ceux des pyramides étaient sains.

Les faisceaux primitifs des muscles étaient totalement décolorés; quelques-uns même n'avaient plus de stries en travers.

On peut faire observer que les productions nouvelles trouvées par M. Béhier dans les poumons, à la suite de ses injections, se trouvaient en plus grand nombre, surtout à la base des poumons, comme les abcès métastatiques, et non point au sommet de ces organes, comme les tubercules. Il faut donc reconnaître que, si ce sont réellement des tubercules, au moins ces tubercules provoqués diffèrent des tubercules spontanés par le lieu de leur développement, et qu'ils ne possèdent pas cette affinité élective en vertu de laquelle les tubercules véritables se développent du sommet à la base des poumons.

Je ne vois pas non plus que M. Villemin se soit trop préoccupé de ce fait. En tout cas, il n'a pas clairement indiqué dans sa communication à l'Académie de médecine le siége précis des tubercules d'inoculation dans les poumons de ses lapins.

M. Villemin et M. Hérard peuvent objecter à ces expériences que les résultats n'en sont pas comparables aux leurs, attendu que les conditions d'expérimentation ne sont pas elles-mêmes comparables. En effet, Panum et Denkowski, comme le professeur Béhier, ont fait des *injections* dans les veines, tandis que Villemin et Hérard ont fait des *inoculations*, ce qui est bien différent.

Du reste, cette question d'inoculation de la tuberculose n'est pas absolument nouvelle. Laennec s'en était préoccupé, et il raconte même qu'il s'était fait une inoculation involontaire avec la scie qui lui servait à diviser une vertèbre tuberculeuse. Une légère inflammation locale survint, et à la suite une petite tumeur se développa d'une façon indolente. Au bout de huit jours elle avait le volume d'un gros noyau de cerise et paraissait située dans l'épaisseur de la peau. L'épiderme s'étant fendu, on put voir « un petit corps jaunâtre, ferme et *tout à fait semblable à un tubercule jaune cru.* » Cette tumeur fut cautérisée, et à la place qu'elle avait occupée, se trouvait une espèce de petit kyste dont les parois étaient *gris de perle*, demi-transparentes, et sans aucune rougeur. Il s'agit évidemment là de ce qu'on appelle le *tubercule anatomique*, qui n'est pas le *tubercule tuberculeux*. Il ne faut pas oublier que Laennec a succombé à la tuberculisation pulmonaire, plus de vingt ans, il est vrai, après l'inoculation accidentelle dont je viens de rapporter les détails ; de sorte qu'il n'est guère possible de déterminer s'il y a, dans ce cas, coïncidence ou corrélation.

Quoi qu'il en soit, la question est à l'étude ; elle est actuellement trop récente, nosologiquement trop considérable et pratiquement trop importante pour que l'esprit ne doive pas hésiter quelque temps encore et le jugement rester en suspens.

En terminant, je ferai cependant observer à M. Villemin qu'il a en réalité inoculé à ses lapins des *produits cadavériques*, et qu'il s'est ainsi placé dans les conditions de l'infection purulente ou putride. Il a fait à ses lapins des *piqûres anatomiques*, avec toutes les conséquences possibles de ces piqûres ; tandis qu'il n'a inoculé à ses autres lapins que du liquide pathologique provenant de l'homme *vivant*. Pour que l'épreuve fût plus probante, il faudrait pouvoir inoculer de la matière tuberculeuse d'un sujet vivant encore. Il est vrai que la matière caséeuse était également un produit dé cadavre et qu'elle n'a rien déterminé.

HÉRÉDITÉ.

S'il est une proposition universellement acceptée, c'est celle de l'hérédité de la tuberculisation. Ici l'on ne diffère que du plus au moins. Portal admettait que les deux tiers des tuberculeux étaient nés de parents tuberculeux. Quelques auteurs croient la proportion plus élevée encore.

D'un autre côté, M. Louis n'a guère observé l'hérédité que dans un dixième des cas. Mais il est bon de faire observer que les éléments de jugement de M. Louis sont tirés de l'observation hospitalière, où les renseignements sont trop peu précis pour que l'on puisse rien en tirer de concluant. On pourrait même dire que la question de l'hérédité envisagée ainsi est insoluble.

C'est la pratique de la ville, ce sont les communications avec les familles qui permettent d'affirmer hautement et absolument la fréquence excessive de la transmission de la tuberculisation par hérédité.

Pour M. Monneret, c'est la cause la plus considérable du

développement de la tuberculisation, et je suis bien de son avis.

Il y a même des cas où l'hérédité dans la tuberculisation est méconnue parce que l'on méconnaît, tant elle est bénigne ou tardive, la manifestation tuberculeuse chez le géniteur ou les géniteurs.

J'ai dit plus haut la fréquence excessive, je ne dis pas la fréquence nécessaire, fatale. Je crois que cette hérédité peut s'éteindre ou tout au moins s'amoindrir, et voici mes raisons :

Il ne faut pas voir, comme on le fait trop souvent, qu'un seul facteur dans l'hérédité. En physiologie, comme en mathématiques, il faut au moins deux facteurs à tout produit. A ce produit qu'on appelle un enfant, il y a le facteur paternel et le facteur maternel. Et comme tout produit est proportionnel à ses facteurs, il s'ensuit que le produit participera des qualités ou des défauts de ceux-ci. Si donc l'un des facteurs possède une aptitude physiologique donnée, et que l'autre facteur présente l'aptitude inverse, celui-ci neutralisera dans le produit en tout ou en partie l'influence de celui-là. Il y a alors ce que j'appelle l'*hérédité à facteurs divergents*.

Inversement, si les deux facteurs ont les mêmes aptitudes physiologiques, ces influences concourent et le produit présentera fatalement ces mêmes aptitudes au degré maximum : il y a *hérédité à facteurs convergents*.

Toutes les combinaisons de l'hérédité, relativement au produit, me semblent contenues dans ces deux formules :

Influence NEUTRALISANTE *d'un facteur sur l'autre*,

ou *influence* CONCOURANTE *d'un facteur par rapport à l'autre*.

Mais si dans le monde abstrait des choses mathématiques le produit reste invariablement et indéfiniment ce que ses facteurs l'ont fait, il n'en va pas ainsi dans le monde concret des choses vivantes : par cela qu'il *vit*, le produit possède une virtualité qui lui est propre et en vertu de laquelle il réagit d'une façon *personnelle* sur les influences de milieu.

Il y a donc dans l'hérédité trois éléments : les deux facteurs et le produit. Ceux-là *douant* celui-ci, mais celui-ci *réagissant* à sa façon contre les influences de ceux-là.

Nous voici bien loin de l'hérédité à un seul facteur.

Voyons quelques exemples :

Soient un père tuberculeux et une mère saine et robuste. L'enfant présentera peut-être d'abord les attributs de ce qu'on appelle le tempérament lymphatique, il vivra d'une existence quelque peu souffreteuse, mais enfin il vivra. Vienne l'âge de puberté, et alors il présentera pour la première fois les signes de la tuberculisation'; et cette tuberculisation s'effectuera ordinairement dans ses poumons. Pendant une vingtaine d'années, l'influence maternelle aura combattu l'influence paternelle. C'est l'hérédité à facteurs divergents.

Soient maintenant un père et une mère tuberculeux. L'enfant n'attendra pas la puberté pour se montrer tel. Dès la dentition première, la tuberculose se manifestera chez lui, et ce sera le plus souvent une véritable explosion; il y aura des tubercules un peu partout, dans les méninges comme dans les poumons, sur la plèvre comme sur le péritoine. Et ces tubercules seront des granulations. C'est l'hérédité à facteurs convergents.

Soient encore un père et une mère scrofuleux, à un degré quelconque, l'enfant sera scrofuleux, ou bien si, par l'influence du milieu, il échappe à cette diathèse, il pourra, vers l'âge de puberté, devenir tuberculeux. Encore un cas d'hérédité à facteurs convergents.

Jusqu'ici nous ne voyons que les facteurs. Voyons donc ce que peuvent le produit et son milieu.

Soient un père tuberculeux, mais une mère très-robuste. Déjà l'influence paternelle est corrigée. Soit, de plus, une nourrice exceptionnellement vigoureuse. Sous l'influence d'une puissante alimentation, l'enfant réagit contre ce qui reste en lui d'influence paternelle, et la santé est l'indice de cette réaction. Sevré, il vit au milieu des champs, sa nourriture est plantureuse; il devient un robuste adolescent. Homme fait, il reste placé dans les conditions les plus hygiéniques; une direction savante a développé harmonieusement en lui les aptitudes du corps et de l'intelligence; la santé persiste; le produit continue à lutter victorieusement contre l'influence d'un de ses facteurs; la diathèse est tenue en échec : l'hérédité est presque vaincue. Et ainsi peuvent aller les choses pendant de nombreuses années encore.

Voilà ce que peuvent le produit, en raison de sa virtualité propre, et le milieu, en vertu de ses influences.

C'est ainsi que l'on doit comprendre l'hérédité. C'est parce qu'il peut y avoir divergence des facteurs, c'est parce que le produit réagit sur lui-même que les diathèses peuvent s'éteindre et l'hérédité dans le mal disparaître. Autrement on ne comprendrait pas comment la race humaine existe encore. Or, bien loin de diminuer, elle s'accroît d'année en année.

D'ailleurs, on ne naît pas tuberculeux, mais apte à se tuberculiser. C'est à peine si l'on peut citer quelques cas de fœtus ayant des tubercules, et l'enfant qui vient au monde n'en a ordinairement pas. Celui qui sera tuberculeux naît avec une faiblesse de constitution qui le prédispose au développement des tubercules, et c'est là précisément que peuvent intervenir avec efficacité les influences de milieu.

En général, chaque maladie héréditaire a son époque de développement : la syphilis apparaît quelquefois dès les premiers jours de la vie, et, au plus tard, vers le cinquième ou le sixième mois; la scrofule, un peu plus tardive, se montre dans les premières années de l'existence; la tuberculose frappe ordinairement dans la jeunesse et à l'époque de puberté. Cependant, quand la diathèse est au maximum, la tuberculose se montre dès le très-jeune âge et quelquefois dans la première année de la vie. Ces cas sont ceux où le père et la mère étant tuberculeux, il y a convergence des facteurs et concours de circonstances aggravantes, telles que la misère et l'allaitement par la mère tuberculeuse.

§ 2. SYMPTOMATOLOGIE GÉNÉRALE.

Par le fait de sa présence dans un organe, le tubercule y développe des désordres locaux, — nous l'avons vu dans la deuxième partie de ce travail[1], — et des troubles fonctionnels.

La douleur est presque toujours au minimum dans les parenchymes, et au maximum dans les membranes séreuses. Ainsi le poumon se tuberculise presque sans souffrance; celle-ci n'apparaît guère que par le fait de la propagation du travail morbide à la plèvre. Le cerveau lui-même, où se développent parfois de si gros tubercules, ne souffre pas en proportion du volume de la tumeur. Au contraire, on connaît la violente céphalalgie de la méningite et les points de côté de la pleurésie tuberculeuses. Le péritoine est ordinairement plus patient que la plèvre pour le travail de tuberculisation. D'une manière générale, cependant, la douleur est moins vive pour la plèvre enflammée par le fait des tubercules que par le fait d'un travail de simple phlogose.

Troubles fonctionnels. — Les tubercules ne peuvent évidemment pas exister dans un organe sans en troubler ou en entraver les fonctions, et ces troubles varient nécessairement suivant l'organe affecté. Par exemple, pour le poumon, dyspnée indiquant le rétrécissement du champ de l'hématose ; toux par irritation des parties voisines, — membrane muqueuse ou plèvre, — toux sèche d'abord, quand il n'y a qu'hyperémie, humide quand l'hyperémie fait naître le flux et la phlegmasie ; alors expectoration, muqueuse en premier lieu, tant que la phlegmasie reste simple, purulente bientôt, quand l'ulcération s'est produite.

Troubles généraux. — La tuberculisation provoque des troubles généraux, surtout quand l'organe envahi par la tuberculose est lui-même important ; et ces troubles sont proportionnés à l'importance de l'organe ou à l'étendue du tra-

1. § 4, *Action du tubercule sur les organes.*

vail tuberculeux : ainsi les phénomènes généraux sont bien différents, suivant que c'est le poumon ou le testicule qui est intéressé, et suivant que, dans le poumon, la tuberculisation est généralisée ou circonscrite.

Il y a le plus souvent de la *fièvre* dans la tuberculisation. 1° Fièvre *initiale* correspondant à l'éclosion du tubercule, la précédant peut-être, l'accompagnant certainement (c'est la *febris peripneumonica* de Morton, qui avait si bien analysé ces phénomènes).—2° Fièvre *consécutive*, liée au ramollissement puis à la fonte du produit morbide, et surtout à l'inflammation ulcéreuse des tissus avoisinants, peut-être même à la résorption d'une partie des produits de suppuration (c'est la *febris putrida vel intermittens* de Morton : *putrida!* on ne dirait pas mieux aujourd'hui).

Comme le développement de la tuberculisation chronique s'effectue par poussées successives, et chacune d'elles étant ordinairement accompagnée de fièvre, il s'ensuit la répétition des accidents fébriles à des époques indéterminées ; et comme d'ailleurs la fonte purulente est elle-même accompagnée de fièvre, on voit que dans le cours de la tuberculose la fièvre reconnaît deux éléments qui s'ajoutent et se combinent d'une façon irrégulière : il y a fièvre par développement de nouveaux tubercules, et fièvre par fonte des anciens, fièvre *par la tuberculisation* et fièvre *par le tubercule.* De là peut-être viennent l'intermittence du type de la fièvre dans la tuberculisation et surtout son irrégularité. La fièvre varie encore par le fait de la résistance individuelle à la diathèse, par le fait de l'intensité des manifestations de celle-ci, en raison du siége de ses localisations et de l'âge enfin du produit morbide. Il est bien évident, que plus important est l'organe attaqué, que plus étendues sont les lésions, que plus avancées elles sont dans leur développement ulcéreux, et plus vive comme plus fréquente sera la fièvre. La température augmente alors de deux à quatre degrés centigrades (Roger). Et ce qu'il n'y a pas de moins remarquable, c'est l'augmentation de la chaleur à mesure que diminue la surface d'absorption de l'oxygène.

Alors survient la *consomption*, qui reconnaît habituellement pour cause éloignée la fièvre hectique, et pour causes prochaines la dyspepsie et la gêne de l'hématose.

La *dyspepsie* des tuberculeux est à la fois de cause générale et de cause locale. De cause générale et provoquée par la diathèse, car souvent elle précède de quelque temps la localisation évidente des produits morbides. Ainsi l'on voit l'appétit languir, puis se perdre, les digestions se troubler, l'amaigrissement commencer, des douleurs même se manifester à l'estomac de manière à faire croire à l'imminense d'une affection gastrique, alors que rien d'insolite du côté des poumons ou d'aucun autre organe n'indique encore la localisation de la diathèse : c'est la dyspepsie par l'estomac. Mais il y a aussi la dyspepsie par l'intestin : celle-ci résulte de la difficulté ou du défaut d'assimilation à la surface d'une membrane muqueuse enflammée et même ulcérée, comme l'est la membrane muqueuse intestinale. En effet, bien que les ulcérations siégent principalement vers la fin de l'intestin grêle et que l'absorption s'effectue surtout dans les parties supérieures de cet intestin, il ne se peut pas que dans un organe aussi gravement lésé dans une de ses parties, les parties relativement saines fonctionnent normalement. Ainsi s'explique le défaut de réparation par l'alimentation chez des tuberculeux qui mangent cependant en abondance des mets de bonne qualité : les aliments traversent les premières voies ou voies de la digestion, mais ne pénètrent pas dans les secondes, c'est-à-dire dans les voies de l'absorption.

A ce défaut de réparation par l'appareil digestif s'adjoint le plus souvent le défaut de réparation par l'appareil respiratoire. En effet, c'est dans ce dernier appareil que le plus souvent la diathèse se localise. Alors le champ de l'hématose allant chaque jour se rétrécissant davantage, chaque jour l'anhématose fait des progrès.

Mais l'animal ne refait du sang que par la digestion et la respiration, et quand ces deux sources de l'hématopoièse sont amoindries ou se tarissent, l'*anémie* survient rapidement et d'autant plus complétement souvent que le foie devient *adipeux* et cesse de contribuer pour sa part à la sanguification.

En effet, une des coïncidences les plus fréquentes de la tuberculisation pulmonaire est l'*état adipeux du foie*. La raison en est-elle dans les troubles de la respiration, d'où résulte l'oxydation incomplète des hydrocarbures et des graisses? Tient-elle au contraire à ce qu'au moment où le travail de consomption s'établit, le sang se surcharge de la graisse qui, pendant que le malade s'amaigrit, est résorbée et destinée à subvenir aux besoins de la transformation matérielle? (Frerichs.)

Cette accumulation de la graisse dans le foie est ordinairement plus considérable dans les cas de tuberculisation pulmonaire que dans toutes les maladies consomptives dans lesquelles la respiration reste intacte, parce que l'oxygène étant absorbé en quantité moindre, il en résulte un ralentissement dans le travail de transformation. Chez les femmes qui d'ordinaire ont les tissus graisseux plus développés que les hommes, ce phénomène est plus frappant encore, aussi l'état adipeux du foie coïncidant avec la tuberculisation est-il plus habituel et plus prononcé chez elles. (Frerichs.)

L'anémie survient donc dans le cours et par le fait de la tuberculisation. Elle a quelque chose de caractéristique, comme toutes les anémies d'ailleurs. La teinte du visage a quelque chose d'*enfariné* (on me passera la trivialité du mot qui exprime si bien la réalité de la chose) et ce quelque chose distingue immédiatement l'anémie du tuberculeux de celle du cancéreux à la teinte jaune paille, de l'anémie de la cachexie palustre à la teinte terreuse, etc. Dans l'anémie tuberculeuse il y a véritablement diminution de la masse du sang, j'ai essayé d'en faire comprendre la double cause (amoindrissement progressif des fonctions digestives et respiratoires); mais il y a aussi altération probable de la *qualité* de ce sang — parce qu'il est insuffisamment hématosé dans le poumon d'abord et dans le foie ensuite, enfin parce qu'il est peut-être incomplétement purifié ou appauvri encore par le rein, siége fréquent d'une perte d'albumine et de sucre.

Les analyses de MM. Andral et Gavarret, d'accord avec ce
que je viens de dire, montrent que le sang éprouve des altérations profondes et qui varient selon les diverses périodes
de la maladie.

« Dans la première période, la fibrine est peu augmentée :
4 en moyenne ; *les globules sont diminués* et varient entre 100
et 120.

« Dans la période de ramollissement, la fibrine s'élève et
peut monter jusqu'à 5,5 et même jusqu'à 5,9 ; les *globules* au
contraire *s'abaissent*, et peuvent descendre au-dessous de
100 et même jusqu'à 83. Enfin la proportion d'eau augmente
avec les progrès de la maladie.

« Cette double altération, fait judicieusement observer
mon savant maître, M. Monneret, est en rapport avec les lésions des solides : la diminution des globules s'accorde avec
les symptômes d'anémie et d'affaiblissement, très-probable-
ment dus à la grave altération que subit l'hématose. Enfin,
l'augmentation de la fibrine peut s'expliquer par un certain
degré d'inflammation amenée sans doute par le travail d'élimination [1]. »

De ce qu'il y a diminution dans la masse du sang, il s'ensuit que les vaisseaux reviennent sur eux-mêmes, qu'ils sont
peu distendus, et que cette anémie n'est pas accompagnée de
souffles vasculaires, fait que j'ai eu maintes fois l'occasion
d'observer et qui est démontré dans un travail personnel
encore inédit.

De même que la diminution dans la masse du sang produit le retrait des vaisseaux, ainsi elle entraîne peut-être l'a-
moindrissement du volume du cœur signalé par Louis et
Bizot. D'ailleurs il doit y avoir là un phénomène de nutrition insuffisante par le fait même de l'appauvrissement du
sang, et ce qui tend à le prouver c'est l'état graisseux de ce
organe rencontré chez quelques femmes.

C'est peut-être parce que le sang est lancé avec une force
insuffisante par un cœur en voie d'atrophie et d'altération

1. *Compendium de médecine*, t. VI.

graisseuse, et d'autre part, en raison de ce que la proportion de fibrine s'y est élevée (Andral et Gavarret) que des thromboses se produisent dans les veines des membres inférieurs. En effet, il y a là une double cause de coagulation spontanée, faiblesse de l'impulsion et accroissement de la fibrine : aussi la *phlegmatia alba dolens* est-elle fréquemment observée dans la période cachectique de la tuberculisation pulmonaire.

Mais l'altération de **qualité** du sang, plus encore peut-être que sa diminution de quantité, entrave la nutrition des organes et trouble plus ou moins profondément la fonction de ceux-ci. Il s'ensuit par ce fait des troubles de l'innervation, la langueur générale et la faiblesse ; d'ailleurs l'insuffisance de l'innervation entrave les fonctions digestives et il en résulte pour celles-ci un trouble indirect qui s'ajoute au trouble direct mentionné tout à l'heure ; et ainsi de proche en proche et de jour en jour, il y a là une accumulation de causes perturbatrices, premières et secondes, qui conduit fatalement, par l'amoindrissement progressif des forces trophiques, à la destruction même de l'organisme.

La mort n'arrive ordinairement qu'après avoir fait passer le malade par la période de *cachexie*, et cette cachexie survient par *colliquation*, comme disaient les anciens. La colliquation s'effectue « par toutes les portes offertes par la nature, dit Morton : colliquation par les sueurs immodérées, par l'expectoration purulente, par la diarrhée, par l'hydropisie, par les aphthes et enfin par les ulcérations du larynx. » Ici je ne peux résister au désir de détacher du livre de Morton une de ses descriptions les plus expressives dans leur énergique concision. Les signes de la phthisie confirmée, dit-il, sont : « nova febris, hecticæ *superinducta*, eaque primum *peripneumonica* et *continua*, dein *putrida* et *intermittens ;* atque ulterior sanguinis colliquatio jam inde immense « aucta, sese per immenses sudores, tussim catarrhalem, « diarrhœam, hydropem, aphthas, et peculiarem gutturis dolorem inter deglutiendum prodens. A quibus æger tandem

« in ultimum marasmi gradum redactus, pro phthisico de-
« plorato á LIPPIS ipsis et TONSORIBUS habetur[1]. »

C'est ainsi que le malheureux phthisique présente cet état
si remarquablement décrit par Niemeyer. L'amaigrissement
arrive à un degré extrême, l'épiderme se desquame, les
cheveux tombent, tout le pannicule graisseux sous-cutané a
disparu, les arcades zygomatiques font saillie au-dessus des
joues enfoncées, le nez paraît plus long et plus effilé, les
orbites privés de toute leur graisse paraissent trop vastes
pour les yeux; les ongles se recourbent par la fonte du cous-
sinet graisseux de la dernière phalange des doigts, tout le
système musculaire s'atrophie, et enlève la force au malade, les apophyses épineuses proéminent fortement le
long du rachis, les muscles fessiers eux-mêmes peuvent être
atrophiés à un tel point que l'on reconnaît distinctement la
configuration du bassin[2].

Ainsi dans cette lente atrophie par double défaut de nutrition, l'individu meurt lentement, pièce à pièce, heure à
heure. Et la faiblesse dont on parle ne tient pas toujours à
l'atrophie musculaire seulement : j'ai constaté récemment
qu'elle était due à une véritable *paralysie* qui précède de
trois à quatre jours à peine la terminaison fatale. Cette paralysie du mouvement et du sentiment, je l'ai constatée ordinairement dans les membres inférieurs ; mais dans un cas,
je viens de la rencontrer aux membres supérieurs surtout ;
l'avant-bras droit et spécialement la main étaient privés
de mouvement, et la perte de la sensibilité qui était absolue
s'élevait jusqu'à la partie moyenne de l'avant-bras où la
sensibilité reparaissait. Dans ce cas remarquable, la température était de 1°,5 plus élevée du côté anesthésié ; ce qui est
d'accord avec mes recherches antérieures sur les rapports
entre les modifications de la température et les altérations
de la sensibilité. On n'examine pas assez les tuberculeux
arrivés à cet état de décadence physiologique, et l'on attribue

1. *Phthisiologia,* cap. IV.
2. Niemeyer, *Traité de pathologie,* t. I.

trop volontiers leur faiblesse à l'atrophie musculaire et à l'affaiblissement général. Une application pronostique importante, c'est que j'ai toujours vu, jusqu'ici, cette paralysie précéder la mort de deux à quatre jours au plus.

J'ai mentionné rapidement les *troubles sécrétoires dans la tuberculose*, et j'y reviens un moment : il peut y avoir *glycosurie* et *albuminurie* dans certaines formes de la tuberculose, ai-je dit.

Glycosurie quand la tuberculisation a envahi les organes respiratoires, — quand les fonctions de l'hématose en sont notablement entravés. C'est ce qui ressort au moins des recherches de MM. A. Reynoso et Dechambre. Ainsi ces observateurs auraient constaté la présence du sucre dans les urines des tuberculeux, et la quantité en était d'autant plus grande que la période de la maladie pulmonaire était plus avancée et que les phénomènes inflammatoires étaient moins intenses.

Ce serail là une vérification de la loi de physiologie pathologique qui fait de la glycosurie une conséquence des troubles de l'hématose. Ainsi dans la pleurésie, la bronchite chronique, l'asthme, etc. (Racle.)

La théorie pathogénique de l'*albuminurie* dans la tuberculisation pulmonaire est si habilement présentée par M. Jaccoud, que je ne peux résister au plaisir de citer en entier ce passage :

« L'albumine que l'on trouve dans l'urine des phthisiques est-elle la conséquence de la diminution matérielle du champ de l'hématose pulmonaire, qui a pour effet d'entraver les transformations des albuminoïdes ; ou bien résulte-t-elle de la dyspnée qui agit en modifiant mécaniquement la circulation et en amenant des congestions passives dans les principaux viscères ?

« Les lésions qui se produisent chez les phthisiques, graduellement et lentement, n'apportent souvent aucune entrave à l'exercice régulier du mécanisme respiratoire : il n'y a donc pas chez eux de la dyspnée, mais seulement une diminution proportionnelle dans l'activité des combustions organiques ; ce trouble persistant de l'assimilation, qui est d'ailleurs un des symptômes les plus caractéristiques de la phthisie pulmonaire, me paraît être la condition principale de l'altération de la sécrétion urinaire. Peut-être existe-t-il aussi un rapport compensateur entre l'albuminurie et la sueur des phthisiques. Rayer et Peacock ont noté la sécheresse du tégument externe, dans les cas de ce genre : j'ai observé moi-même un malade dont la peau présentait jour et nuit un état de sécheresse remarquable.

« La fréquence de l'albuminurie chez les phthisiques paraît être assez considérable ; mais il y a de grandes divergences dans les chiffres obtenus : tandis que Finger a trouvé les urines albumineuses 46 fois sur 186 cas, c'est-à-dire dans la proportion de 24,7 pour 100, Parkes ne les a constatées que 1 fois sur 28 (3,6 pour 100), Abeille, 8 pour 100.

« Cette albuminurie est souvent passagère et disparaît au bout de quelques jours de durée. »

A côté de cette albuminurie passagère, il faut citer celle qui tient à la présence de tubercules dans les reins, et celle qui dérive de la maladie de Bright.

Si dans ma symptomatologie j'ai eu surtout en vue la tuberculisation pulmonaire, c'est que de toutes les localisations de la diathèse, la localisation sur le poumon est la plus fréquente et la plus grave. Quand on a dit, par exemple, que le tubercule finit par troubler les fonctions, quelque part où il siége, que peut-on dire de plus de la tuberculisation du testicule et des os, ou d'un autre organe de médiocre importance, sinon que, n'intéressant qu'un organe peu important, le trouble fonctionnel retentit peu sur l'organisme, et que les accidents généraux sont au minimum comme la diathèse ?

§ 3. TUBERCULISATION SUIVANT LES AGES.

1° Dans *l'enfance*, la tuberculisation est plus grave, elle marche ordinairement beaucoup plus vite, et attaque un plus grand nombre d'organes que dans l'âge adulte. Ces diverses particularités, elle les doit à un concours de circonstances qu'il nous faut sommairement mettre en lumière.

La tuberculisation est ordinairement plus grave, d'abord parce que, pour paraître dans la jeunesse, elle est presque nécessairement héréditaire, qu'elle s'est alors en quelque sorte infiltrée dans chacune des molécules de l'individu, de sorte que celui-ci n'a pour ainsi dire aucun organe en bon état, bien différent en cela du tuberculeux dont l'affection est accidentelle, et qui peut, jusqu'à un certain point et pendant un certain temps, lutter par l'intégrité de son tube digestif (si celui-ci est resté intact, comme c'est le cas parfois). Elle est plus grave encore parce que l'organisme de l'enfant est moins résistant que celui de l'adulte, parce qu'il est d'autant moins résistant que l'âge est moins avancé et que, comme nous venons de le dire, l'organisme est originellement faible par le fait du vice héréditaire lui-même. Enfin elle est plus grave, parce que les lésions sont plus multipliées et les organes envahis plus importants. D'un autre côté, elle marche vraisemblablement plus vite, non-seulement parce qu'elle est héréditaire, mais encore parce que dans l'enfance toutes les transformations moléculaires s'accomplissant rapidement, les maladies participent à la rapidité des actes organiques.

A cet âge, la forme habituelle est donc la tuberculisation aiguë, caractérisée : 1° anatomiquement, plutôt par des granulations que par des tubercules ; 2° topographiquement, aussi souvent peut-être par des manifestations sur les méninges que par des productions dans les poumons.

Voici quelques particularités anatomiques propres à la tuberculisation dans l'enfance, et que j'emprunte surtout au consciencieux ouvrage de MM. Barthez et Rilliet. Deux années passées à l'hôpital des Enfants me permettent de reconnaître la vérité de ces assertions.

La pétrification du tubercule, mode de guérison possible de ce produit, est plus rare dans l'enfance que dans l'âge adulte.

Les ganglions de toutes les parties du corps peuvent devenir tuberculeux chez les enfants ; on en trouve au cou, dans les aisselles, dans les aines, autour des bronches, dans le mésentère, dans la scissure du foie ou de la rate.

La tuberculisation de ces organes est assez fréquente et assez abondante pour déterminer à elle seule une maladie grave, véritable consomption qui mérite certainement le nom de *phthisie ganglionnaire*, laquelle peut être *bronchique, mésentérique*, etc.

La distribution générale des tubercules dans les divers organes est différente de ce qu'elle est chez l'adulte. « S'il est vrai, disent MM. Barthez et Rilliet, que chez beaucoup d'enfants on voit la tuberculisation limitée dans le poumon ou dans les intestins se présenter sous le même aspect que la phthisie de l'adulte, il est vrai aussi que cette remarque est surtout applicable à ceux dont l'âge se rapproche le plus de la puberté. Chez les plus jeunes, au contraire, la tuberculisation suit des lois souvent différentes.

« Ainsi, on voit presque tous les organes criblés de granulations grises, petites, également disséminées en nombre variable ; si on les réunissait dans un seul organe, elles constitueraient une masse considérable de matière tuberculeuse ; mais disséminées dans tout l'individu, elles n'altèrent profondément aucun viscère. — Il est cependant *très-rare*, dans les cas de ce genre, *que la granulation demi-transparente soit seule*. Habituellement quelques tubercules miliaires, rarement disséminés dans les organes ou concentrés dans les ganglions bronchiques, viennent témoigner de la marche qu'aurait suivie la tuberculisation, si la mort était survenue quelques semaines ou quelques mois plus tard. Dans ces cas, la granulation grise est si généralement et si abondamment répandue, que la maladie mérite le nom de tuberculisation générale granuleuse.

« D'autres fois il n'existe pas de granulations grises, mais partout sont répandus des tubercules miliaires dont le volume est à peu près le même dans tous les organes. Le nom de tuberculisation générale miliaire doit être réservé à cette forme de la maladie, bien qu'on trouve disséminées quelques rares granulations grises ou quelques masses d'infiltration jaune. Dans ce cas, la quantité de matière tuberculeuse contenue dans le corps de l'enfant est plus considérable que dans la tuberculisation granuleuse, mais moins certainement que dans une troisième forme, où l'on trouve répandues, dans un grand nombre d'organes, des masses considérables d'infiltration jaune. Cette tuberculisation générale infiltrée est beaucoup moins fréquente que les deux autres, elle est remarquable par la quantité de matière tuberculeuse crue simultanément déposée, et par le degré de désorganisation auquel les organes peuvent parvenir. »

Les tuberculisations très-peu abondantes sont plus fréquentes à l'âge de 3 à 5 ans qu'aux autres âges ; les tuberculisations moyennes sont plus fréquentes de 1 à 2 ans ; puis de 3 à 5 qu'aux autres époques de l'enfance ; enfin les tuberculisations très-abondantes se rencontrent bien plus souvent de 6 à 15 ans que de 1 à 5 ans.

Chez les enfants, le poumon est de tous les organes celui qui se tuberculise le plus souvent, puis les ganglions bronchiques, puis, à une grande distance, les mésentériques ou abdominaux et l'intestin grêle. Puis la plèvre et la rate, ensuite péritoine, foie, gros intestin, méninges, reins, cerveau, estomac, péricarde.

Le plus habituellement le même sujet présente des tubercules dans plusieurs organes à la fois. La tendance qu'ont les organes de l'enfance à se tuberculiser en même temps est grande ; souvent il y en a 4 à 8 simultanément tuberculisés et même 10, 12, 13. « La quantité de matière tuberculeuse contenue dans le corps d'un enfant est alors réellement incroyable. »

2° Dans la *vieillesse*, la tuberculisation est moins rare qu'on ne le croit généralement, et même elle suit moins que ne le pourrait faire croire l'induction physiologique la marche lente des affections de cet âge : de sorte que la tuberculisation aiguë n'est point absolument rare à cette période de la vie.

Voici du reste les conclusions auxquelles est arrivé M. le docteur Moureton, dans une thèse remarquable à ce sujet :

La tuberculisation chez le vieillard est moins rare qu'on ne le croit généralement.

Dans la vieillesse, la diathèse tuberculeuse continue à faire des progrès, lorsqu'elle a débuté à une période antérieure de la vie.

Elle peut se développer chez des individus qui, avant leur vieillesse, n'avaient eu aucun accident tuberculeux.

La tuberculisation aiguë, signalée jusqu'à présent comme se développant d'une manière presque exclusive dans la jeunesse et dans l'âge adulte, peut se montrer même dans une vieillesse avancée, et dans l'âge sénile cette forme de la maladie tuberculeuse n'est point très-rare ; elle peut présenter les deux formes qu'on trouve chez l'adulte : celle où il se dépose en un temps très-court une grande quantité de granulations tuberculeuses subit ses transformations avec une grande rapidité.

Même dans la phthisie chronique, la tendance à se généraliser, à envahir plusieurs organes, reste très-marquée jusque dans la vieillesse la plus avancée.

Cependant, si j'en crois mon observation personnelle, la tuberculisation — j'entends surtout la tuberculisation pulmonaire — est ordinairement lente, très-lente dans la vieillesse. Elle présente aussi cette particularité de provoquer rarement des hémoptysies. C'est également à une période assez avancée de la vie — de quarante à cinquante ans surtout — que j'ai vu la tuberculisation du testicule.

§ 4. TUBERCULISATION AIGUË ET TUBERCULISATION GALOPANTE.

Je l'ai assez dit déjà pour n'avoir pas à y insister longuement : la tuberculisation est chronique ou aiguë.

La tuberculisation *chronique* est la plus habituelle ; c'est là pour ainsi dire le type de la tuberculisation, c'est celui que j'ai eu en vue dans ma *symptomatologie*.

La tuberculisation *aiguë* est la tuberculisation chronique *moins la chronicité :* ce sont les mêmes lésions anatomiques

et les mêmes symptômes ; de part et d'autre, tubercules classiques, isolés ou en masses, pertes de substance étendues et
nombreuses ; de part et d'autre, signes du ramollissement et
signes de la caverne. Mais, d'une part, rémission dans les
symptômes et dans la fièvre ; d'autre part, absence de rémission dans les symptômes et continuité dans la fièvre.

La tuberculisation aiguë est donc la même maladie que la
tuberculisation chronique ; mais c'est une maladie dont les
accidents se sont rapprochés au lieu de s'espacer. Les
poussées tuberculeuses s'y suivent sans relâche et la fièvre
qui accompagne le développement de chacune d'elles succède
sans intervalle à la fièvre qui avait accompagné la poussée
précédente. D'où la continuité de la fièvre. Le ramollissement
ultérieur des tubercules et la fonte purulente qui le suit
s'accomplissent sans repos : la fièvre de suppuration s'ajoute
à la fièvre d'évolution. D'où l'exacerbation de la fièvre.

Cette maladie, ne différant de la tuberculisation ordinaire
ni par les lésions ni par les symptômes, c'est-à-dire par ce qui
caractérise une maladie, doit porter le même nom généri-
que ; mais cette maladie différant seulement par la marche,
doit précisément porter une épithète spécifique qui le rap-
pelle, et cette épithète est celle d'*aiguë*. La *tuberculisation aiguë* est donc la tuberculisation ordinaire, mais à marche
rapide (Laennec, Tardieu, Trousseau, Jaccoud).

A côté de celle-ci, vient se placer une maladie tuberculeuse
à marche rapide aussi, mais différant des précédentes par
l'ensemble des lésions anatomiques comme par l'ensemble
des symptômes, et ne se rapprochant de la tuberculisation
aiguë que par la rapidité de la marche. C'est à cette maladie
tuberculeuse que je donnerai spécialement le nom de *tuberculisation galopante*, comme l'ont fait MM. Tardieu, Trousseau, Jaccoud.

A la tuberculisation galopante correspondent habituellement des particularités spéciales, relatives à l'âge, aux conditions étiologiques, à la lésion anatomique, au mode de
répartition dans l'organisme, à la symptomatologie, à la durée et à la terminaison.

1° L'*âge* est ordinairement l'enfance ou la jeunesse, la maladie participant à la rapidité des actes vitaux de cette période de la vie. Cependant on peut l'observer dans la vieillesse. (Moureton.)

2° Les *conditions étiologiques* sont, par exemple, l'hérédité à facteurs convergents, nous en avons vu plus haut la raison, la grande misère, une maladie aiguë et générale antérieure, qui a déprimé l'organisme et imprimé la rapidité de l'impulsion à l'affection imminente jusque-là (rougeole, fièvre typhoïde).

3° La *lésion anatomique* habituelle est la granulation grise, et les organes envahis sont congestionnés ou enflammés, mais ne présentent pas ces pertes de substance que provoque le tubercule ordinaire.

4° Le *mode de répartition* est ordinairement la généralisation : des granulations un peu partout, et quelquefois partout en grande abondance (dans les parenchymes et sur les membranes séreuses).

5° La *symptomatologie* est celle d'une affection fébrile revêtant la forme catarrhale ou typhoïde (Trousseau, Leudet).

6° La *durée* est celle d'une affection aiguë, c'est-à-dire très-courte.

7° La *terminaison* est invariablement la mort.

Mais ici se présente une question doctrinale autrefois posée par Bayle et depuis lui diversement résolue. La tuberculisation galopante est-elle une maladie tuberculeuse ?

Assurément, à ne voir en bloc que les symptômes et les lésions, la tuberculisation galopante diffère grandement de la tuberculisation ordinaire.

Mais si l'on rapproche la granulation du tubercule miliaire, on voit que la structure est la même, à l'œil nu comme au microscope [1]. Si l'on considère l'étiologie, on voit qu'un individu tuberculeux à la forme ordinaire peut donner naissance à un enfant tuberculeux à la forme granuleuse [2]. Si l'on

---

1. Voir dans la seconde partie de ce travail, *Tubercule à l'œil nu et au microscope*, passim.

2. Voir troisième partie de ce travail, § 1, *Hérédité*.

envisage le travail de formation, on voit que la granulation, comme le tubercule, se développe sans phlegmasie concomitante, mais par une simple perturbation trophique du tissu [1]. Si l'on se préoccupe du mode d'évolution du tubercule et de la granulation, on voit que celle-ci et celui-là, gris à leur début, deviennent opaques ultérieurement; mais que si le tubercule se ramollit et entraîne la fonte purulente du tissu voisin, c'est qu'il a le temps de le faire; tandis que la granulation, par cela que la fièvre d'éruption est intense et la marche rapide, ne se ramollit pas et, *a fortiori*, ne fait pas suppurer. Mais certainement elle passe, si courte que soit sa durée, à la période d'opacité. Je n'en veux pour preuve que l'état des granulations des méninges, comparé, chez le même sujet, à l'état des granulations pulmonaires. Les premières, plus anciennes que celles-ci, ont accompli une partie de leur évolution et sont opaques; les secondes en sont encore à leur première période et sont transparentes [2]. Si l'on tient compte du siége anatomique le plus habituel des granulations, qui est les membranes séreuses, on voit que c'est précisément en raison de ce siége qu'elles affectent plus spécialement cette forme. Si enfin l'on recherche les lésions concomitantes, on voit, dans l'immense majorité des cas, sinon toujours, le sujet qui succombe à la tuberculisation galopante présenter, à côté des granulations grises qui dominent, des tubercules classiques en certain nombre, et que lorsque ceux-ci semblent manquer, on les trouve toujours dans les ganglions bronchiques (H. Roger). Quant au volume du produit morbide, je crois qu'il ne fait rien à l'affaire : la *gravelle* ne diffère pas du *calcul* pour être plus petite.

Par toutes ces raisons, que j'ai mûrement pesées, je ne peux, à mon grand regret, me ranger à l'opinion de mon cher maître, M. Empis. Cet éminent médecin, clinicien consommé, plus frappé par les dissemblances que par les analogies, a fait de la granulation le caractère anatomique d'une

---

1. Voir deuxième partie de ce travail, § 3, *Nature du tubercule.*
2. Voir deuxième partie, § 3, *Nature du tubercule.*

maladie spéciale, la *granulie*[1]. La granulie, dans cette manière
de voir, est une inflammation spécifique, donnant toujours
naissance à un produit spécial, la granulation. Celle-ci diffère
essentiellement du tubercule par le volume, la structure, le
siége anatomique, la tendance à se généraliser, la marche et
les circonstances de l'évolution.

La granulie peut être compliquée de tuberculisation,
c'est-à-dire qu'en même temps que des granulations on peut
observer chez le même sujet des tubercules ordinaires. La
granulation peut se tuberculiser, c'est-à-dire passer à l'état
caséeux.

Enfin la granulie diffère de la tuberculisation en ce sens
qu'elle peut guérir. J'ai déjà répondu par avance à toutes
ces raisons. Quant à la guérison, ne pourrait-on pas voir là
un de ces répits de la maladie, comme on en observe dans
une tuberculisation classique?

<h3 align="center">§ 5. INFLUENCE DES MALADIES AIGUËS SUR LA
TUBERCULISATION.</h3>

J'ai déjà dit que Broussais et toute l'école physiologique
admettait l'influence des phlegmasies des voies respiratoires
sur la production de la tuberculisation pulmonaire. Rien
n'est plus erroné, et ce n'est pas de ces maladies qu'il s'agit
ici; cependant, avant de parler d'autres maladies aiguës,
j'emprunte à M. Grisolle ce passage : « Si la pneumonie,
dit-il, n'est presque jamais suivie de tuberculisation pulmonaire, s'il est rare de voir aussi la pneumonie activer la
marche des tubercules préexistants, il n'en est pas de même
de la pleurésie aiguë, dans le cours ou au déclin de laquelle
on voit souvent une phthisie jusqu'alors latente se dévoiler
et suivre même parfois une marche des plus rapides. » Et
encore peut-on toujours se demander si, dans ces cas, la
pleurésie n'était pas la première manifestation de la diathèse
tuberculeuse.

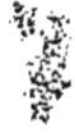

1. Empis, *De la granulie.* 1865.

J'ajouterai seulement ici, avec MM. Monneret et Bélier, que les phlegmasies thoraciques à répétition ne sont pas la cause de la tuberculisation, qu'elles n'en sont qu'un effet, une des premières manifestations. Ainsi, celui qui se tuberculise à la suite de bronchites répétées ne se tuberculise pas parce qu'il a eu des bronchites, mais n'a eu ces bronchites fréquentes que parce qu'il était en puissance de diathèse et devait se tuberculiser.

Ce qui est vrai des bronchites l'est de toutes les autres affections aiguës ; la tuberculisation ne survient à leur suite que parce que l'individu était destiné à se tuberculiser. La maladie a simplement donné l'impulsion à la diathèse, qui apparaît alors plus tôt et marche ordinairement plus vite.

Parmi ces affections aiguës, celles qui auront le plus d'action sur la diathèse et la feront plus sûrement se localiser sur les voies respiratoires sont évidemment celles qui sont générales, puisqu'elles débilitent l'organisme, et surtout celles qui, outre qu'elles sont générales, portent plus spécialement leurs déterminations morbides sur les organes de la respiration.

La preuve de ce que je dis se trouve dans ce fait que la tuberculisation succède assez souvent à la *fièvre typhoïde* (affection générale et déprimante), à la *grippe* et à la *rougeole* (affections générales avec déterminations morbides sur les voies respiratoires).

Pour la *fièvre typhoïde*, Laennec admettait son influence. Au contraire, Louis, Andral, Barthez n'admettent cette influence que dans des cas très-rares, et encore se demandent-ils si les malades n'étaient pas disposés à se tuberculiser ; ce qui ne fait pas de doute. M. Monneret n'hésite pas relativement à cette influence. « Combien ne voit-on pas de malades devenir tuberculeux après cette fièvre, dit-il [1]. Combien succombent à une époque avancée de cette maladie avec les poumons remplis de tubercules à différents degrés ! »

M. Fournet a vu la *coqueluche* être quelquefois suivie de

---

1. *Traité de pathologie interne.*

tuberculisation chez des enfants jusque-là bien portants; mais cette cause n'agit pas seule, comme le font observer MM. Monneret, Rilliet et Barthez.

« Quant aux fièvres exanthématiques, dit encore M. Monneret, la variole, la rougeole, la scarlatine, elles sont souvent suivies du développement de la phthisie, la rougeole surtout. Mais ces affections ne peuvent prétendre qu'au titre de causes secondaires, occasionnelles, déterminantes : elles donnent l'éveil, l'impulsion à la diathèse, qui était derrière et qui n'attendait qu'une occasion pour se montrer; elles précipitent le mouvement d'évolution des tubercules; mais, encore une fois, elles n'en sont pas la cause[1]. » On ne saurait mieux dire et je m'arrête là.

M. Carnot, qui s'est mis à raisonner sur la médecine en mathématicien, c'est-à-dire en se plaçant à côté de la question, a prétendu que la *vaccination* avait augmenté le nombre des cas de tuberculisation; mais il n'a pas pris garde, comme le fait si judicieusement observer M. Bouchardat, que si le chiffre de la mortalité s'est élevé depuis un quart de siècle dans les cités manufacturières, par le fait de la phthisie, c'est, d'une part, en raison de l'augmentation de la population qui augmente les chances de tuberculisation en vertu de l'encombrement qu'elle produit, et c'est, d'autre part, à cause de ce fait que, la variole décimant autrefois les individus faibles, et celle-ci n'exerçant plus ses ravages au même degré depuis l'invention de la vaccine, il s'ensuit que ces individus succombent à la tuberculisation maintenant, au lieu de mourir par la variole comme autrefois; et voilà tout.

Il est un état général aigu, qui modifie profondément l'organisme de la femme au point de vue de l'état de ses liquides comme à celui de ses solides; c'est la *grossesse*. On a attribué généralement à cet état physiologique, qui est sur la limite de l'imminence morbide, une influence non douteuse sur l'éclosion ou l'évolution de la diathèse tuberculeuse :

[1] Monneret, *Traité de pathologie interne.*

voici à ce sujet les conclusions intéressantes d'un des élèves de M. Monneret, M. le docteur Caresme [1] :

« C'est à la grossesse, deux fois sur trois, que revient la plus grande part dans le développement de la maladie.

« C'est elle qui, dans plus de la moitié des cas, a fait naître les accidents tuberculeux, soit pendant sa durée, soit peu après son terme; ces accidents paraissent le plus souvent vers la seconde moitié de la gestation.

« La gestation n'a agi sur l'évolution tuberculeuse que chez des sujets offrant une prédisposition, et la phthisie, toujours précédée de phénomènes chloro-anémiques, ne s'est pas exercée directement sur le poumon, mais sur tout l'organisme.

« L'accouchement survenant dans le courant de la maladie a rarement amené une amélioration durable.

« La lactation a agi dans le même sens que la grossesse, en débilitant l'organisme, mais surtout quand elle a été trop prolongée ou compliquée. »

Il est bien certain d'ailleurs que la tuberculisation peut exercer et qu'elle exerce en effet une influence fâcheuse sur les maladies aiguës qui peuvent survenir chez des tuberculeux.

§ 6. INFLUENCE DE QUELQUES MALADIES CHRONIQUES SUR LA TUBERCULISATION.

M. Pidoux a traité cette question de main de maître, et je ne saurais mieux faire que d'exposer d'abord les idées de ce médecin philosophe, me réservant ensuite de présenter mes principales objections.

M. Pidoux a d'abord cherché à établir un certain nombre de variétés de phthisie, qui suivant lui dépendent des maladies chroniques antérieures et de la constitution individuelle de chaque sujet. La tuberculisation pulmonaire ne doit pas être

1. Thèse de doctorat. 1866.

étudiée seule, dit-il, il faut la rapprocher des maladies constitutionnelles et chercher les rapports qui peuvent la relier à
celles-ci. On sait que M. Pidoux a ramené les maladies chroniques à trois groupes principaux qui sont la scrofule, l'arthritis et la syphilis. L'arthritis comprenant, bien entendu,
le rhumatisme et la goutte, réunis dans une communauté
d'origine; quant à l'herpétisme admis autrefois à titre de
maladie initiale ou capitale par M. Pidoux, il a été relégué
sur un plan secondaire.

Ces trois groupes de maladies chroniques ont pour caractères essentiels d'être constitutionnelles et transmissibles par
hérédité; elles doivent être considérées plutôt comme maladie
de l'espèce que comme maladie de l'individu et celui qui
voudrait assister à l'évolution complète de l'une d'elles devrait
embrasser les maladies de plusieurs générations, ou celles
de toute une famille. On conçoit, d'après ce que j'ai dit de
l'hérédité, que par suite même de l'hérédité, ces maladies constitutionnelles doivent subir des transformations, contracter
des alliances, qu'elles doivent dans certains cas se croiser,
s'atténuer, dans d'autres au contraire, se multiplier par
elles-mêmes et arriver ainsi à leur maximum de puissance.
M. Pidoux a donc divisé les maladies chroniques en trois
grandes classes :

« 1° Les maladies chroniques *capitales* ou *initiales*; ,

« 2° Les maladies chroniques *mixtes* ou *intermédiaires* ;

« 3° Les maladies chroniques *ultimes* ou *organiques*.

« La première classe ne renferme que trois maladies
génériques : l'*arthritis* (rhumatisme et goutte), la *scrofule*
(écrouelles, strumes, lymphatisme), la *syphilis*. — Ces trois
chefs de maladies chroniques sont primitifs, graves, bien
dessinés.

« La seconde classe renferme des maladies aussi nombreuses, aussi variées et aussi rebelles aux méthodes nosolo-
giques que celles de la première classe sont distinctes et
limitées, régulières dans leur révolution et dociles aux méthodes. Les phlegmasies chroniques de la peau et des membranes muqueuses, les névralgies, les névroses pures ou

associées dans des proportions diverses à des phlegmasies, des congestions ou des flux, etc., peuvent donner une idée des genres de maladies qui forment cette classe.

« Il y a une très-grande analogie de nature sous l'infinie variété d'aspect de ces maladies vagues, bâtardes, protéiformes qui semblent ne pas posséder ou avoir perdu la force d'être franches. Je désigne cette nature et cette classe communes de maladies sous le nom d'herpétisme.

« La troisième classe est remplie par les maladies ou lésions organiques. Ce sont des altérations *ultimes* qui épuisent la série des maladies chroniques comme ces maladies elles-mêmes épuisent l'existence. On peut dire, en général, que la mort est d'autant plus prochaine que la maladie est plus vivante ; car la mort n'est que le dernier acte de la maladie. Je place ici, non-seulement comme on en a l'habitude, les tubercules, les cancers, les affections désorganisatrices du cœur, du cerveau, des reins, du foie, des ovaires, etc., mais encore ce que j'appelle les névroses graves, etc. [1]»

On voit donc que M. Pidoux admet des maladies chroniques capitales, c'est-à-dire des maladies constitutionnelles et héréditaires qui sont L'ORIGINE *d'un grand nombre d'affections,* tandis que nulle autre maladie déterminée ne leur donne naissance, et elles sont seulement au nombre de trois.

L'arthritisme, caractérisé par des manifestations externes et mobiles, fluxions sanguines et douleurs, absence de suppuration.

La scrofule, qui affecte surtout les vaisseaux et les glandes propres à la nutrition ; — fluxions catarrhales sur les muqueuses, dartres humides, lymphangites, adénites non tuberculeuses et altérations des os, puis tuberculisation ganglionnaire et viscérale à la dernière période, lorsque la maladie a toute sa puissance.

Enfin la syphilis, dont l'évolution se rapproche de la précédente : premières manifestations superficielles mobiles ; les dernières, au contraire, plus profondes et plus graves.

---

1. Pidoux, *Des variétés de la phthisie.*

M. Pidoux fait dériver le tubercule des affections chroniques et constitutionnelles, en en faisant le dernier terme d'une série dans laquelle la maladie chronique, arrivée à sa plus haute puissance, se termine par une production organique affectant toute l'économie, et le plus souvent localisée dans un des organes les plus essentiels, le poumon.

Tel est son point de départ pour établir les variétés de la phthisie, variétés dépendant des maladies constitutionnelles qui ont présidé à sa production.

De semblables idées sont tout à fait contraires à la spécificité du tubercule.

M. Pidoux a encore distingué la phthisie des riches de la phthisie des pauvres. — La misère physiologique jouant chez ceux-ci le rôle que jouent chez les riches les maladies chroniques antérieures.

On peut reprocher à cette doctrine :

1° De n'admettre que trois familles de maladies chroniques.

Il semble difficile de faire rentrer toutes les maladies chroniques dans ce cadre. Il laisse de côté ce que l'on pourrait appeler les maladies chroniques acquises, telles que :

La *tuberculisation* elle-même, née en dehors de toute prédisposition, sous l'influence des causes diverses que nous avons exposées plus haut, et cela chez les individus les plus vigoureusement constitués;

La *chlorose*, dans un certain nombre de cas, et les diverses anémies;

Les *intoxications chroniques*, palustre, saturnine, etc.

2° De repousser l'herpétisme;

3° De manquer de faits probants.

En vertu des idées que nous venons d'esquisser, M. Pidoux admet que la scrofule à sa dernière puissance est de toutes les maladies chroniques capitales la plus directement féconde en tuberculisation des poumons.

MM. Milcent[1] et Bazin[2], qui ont distingué la diathèse scro-

1. Milcent, *De la scrofule*, Paris, 1866.
2. Bazin, *Leçons théoriques et cliniques sur la scrofule*, Paris, 1862.

fuleuse de la diathèse tuberculeuse, s'accordent tous deux pour admettre que la *phthisie scrofuleuse*, déjà signalée par Morton, se distingue de la phthisie commune par sa marche, qui est beaucoup plus lente, par une gravité moindre, par l'absence de fièvre, souvent alors même que les altérations du poumon sont avancées. L'état général contraste, dans ce cas, avec l'état local, et, suivant M. Bazin, la maladie peut durer vingt ans et plus, et peut même se terminer par la guérison.

M. Danjoy, qui a discuté dans une remarquable thèse les diverses opinions que nous venons de mentionner, admet également l'existence de la phthisie scrofuleuse, ét ajoute aux caractères précédents la rareté des hémoptysies et l'abondance de l'expectoration dans la deuxième période; il en donne une observation détaillée chez un homme phthisique depuis trois ans, ayant présenté des signes caractéristiques de scrofules et n'ayant jamais eu d'hémoptysie. Chez cet individu la maladie a marché très-lentement, et malgré l'existence d'une caverne au sommet gauche, il n'y avait pas de fièvre hectique, l'état général était sans gravité. Il est regrettable que cette observation n'ait pas remonté à une date plus ancienne et qu'on ne sache pas ce qu'est devenu le malade.

En résumant toutes ces opinions, je dis qu'il y a lieu de maintenir la distinction de la tuberculose et de la scrofule, et d'admettre peut-être une phthisie scrofuleuse distincte par sa forme et par sa marche de la phthisie commune, hérédi-taire ou acquise.

L'arthritisme exerce-t-il une influence dans le développe-ment ou la forme symptomatique et la marche de la tuber-culose? C'est là une question des plus controversées. Les anciens auteurs, Morton, Musgrave[1], signalent la *phthisie ar-thritique*, mais sans lui donner de caractère bien tranché.— D'autres ont nié absolument la coïncidence de la goutte, ou du rhumatisme, et de la phthisie.

M. Fournet[2] repousse complétement les phthisies véné-

1. *De arthritide anomala.*
2. Fournet, *Recherches cliniques sur l'auscultation.*

rienne, goutteuse, rhumatismale, scorbutique; il ne voit
« qu'une simple coïncidence, une simple complication, là où
on croyait voir autrefois un rapport de cause à effet et une
sorte de fusion dans la nature et dans l'existence de deux
maladies qui se compliquaient mutuellement. — Il n'a pas
rencontré, dans ses observations de phthisie, un seul exemple de coïncidence de cette affection avec la goutte ou le
scorbut ; on peut même dire qu'il y a une sorte d'antipathie
naturelle entre la goutte et la phthisie, parce que ces deux
affections supposent des conditions de constitution et de tempérament, des altérations de solides et de liquides, qui, au
moins en apparence, sont à peu près *opposées;* aussi le traitement général réservé à chacune de ces maladies est-il essentiellement différent. Ce qui réussit dans la goutte serait très-
nuisible dans la phthisie. »

Il est probable que si M. Fournet n'a pas vu de phthisie
chez les goutteux, c'est qu'il observait à l'hôpital, où ces
malades ne viennent pas fréquemment; mais il aurait très-
bien pu voir le rhumatisme allié à la phthisie : M. Danjoy en
a cité plusieurs cas dans sa thèse, soit observés par lui, soit
tirés des auteurs. Quant à la phthisie chez les goutteux,
Portal en donne neuf observations, la plupart suivies d'autopsie et pour lesquelles il ne peut pas y avoir un doute.

Cela dit, indépendamment de l'opinion que l'on peut avoir
sur l'influence réciproque des manifestations arthritiques et
de la phthisie, je rappellerai seulement que cet antagonisme
indiqué par M. Fournet est précisément un des points sur
lesquels M. Pidoux s'appuie pour admettre que les phthisies
secondaires, et la phtihsie arthritique en particulier, sont
moins graves que les phthisies communes. Il résulte des faits
observés par lui aux Eaux-Bonnes, que sous l'influence du
traitement sulfureux l'élément fluxionnaire se développe,
circonstance qui lui paraît favorable à la guérison. Il y a,
dans ces cas, un système de compensation entre les actes
morbides de l'arthritisme qui prédominent et ceux de la
tuberculisation qui s'amoindrissent.

M. Danjoy cite également dans sa thèse une observation de

phthisie chez une malade arthritique, phthisie caractérisée par la fréquence des hémoptysies et la lenteur de la marche.

Des médecins qui ont traité les phthisiques au mont Dore, MM. Allard et Bertrand signalent aussi l'élément arthritique comme une circonstance favorable au traitement et à l'amélioration des tuberculeux.

Si l'on en croit les auteurs antérieurs à l'époque actuelle rien ne serait plus fréquent que la *phthisie syphilitique*. Mais ont-ils voulu désigner par là une maladie de consomption survenue sous l'influence de la cachexie syphilitique, ou ont-ils pensé que cette diathèse pouvait déterminer l'apparition de la tuberculose chez des sujets non prédisposés? Il est évident qu'ils ont fait la confusion le plus souvent.

La phthisie syphilitique est admise par la plupart des nosologistes du siècle dernier, Sauvages, Cullen, Morgagni; et non-seulement les syphiliographes comme Astruc et Van Swieten, mais encore les auteurs qui se sont occupés spécialement de la phthisie, la signalent avec soin : ainsi Morton, Hoffmann et plus récemment J. Frank et Portal, qui en parlent d'une façon plus explicite. Elle est admise par M. Ricord.

Mais il s'agit de savoir ce que la plupart de ces auteurs ont décrit sous le nom de phthisie syphilitique.

Chez des sujets morts à la période tertiaire ou secondaire de la vérole, on a trouvé des tubercules pulmonaires, souvent même c'est au progrès de ces tubercules qu'avait succombé le malade. En présence de ces faits on a vu surgir deux opinions : suivant les uns le tubercule proprement dit avec ses caractères pathognomoniques, serait, en ces circonstances, un produit direct de la diathèse syphilitique, et celle-ci devrait dès lors figurer parmi les causes immédiates de la tuberculisation pulmonaire; la phthisie syphilitique ne différerait plus en rien de la phthisie commune, à cela près que le traitement spécifique entraverait la poussée des tubercules, et remplacerait avec plus d'efficacité tout l'ensemble des soins médicamenteux et hygiéniques qu'on est dans l'usage de prodiguer aux phthisiques.

Cette hypothèse, déjà émise par Portal et par Bayle, compte

encore aujourd'hui quelques partisans. Indépendamment
de M. Ricord, qui a fait figurer dans son iconographie des
tubercules de différents viscères, M. Bazin, dans un remarquable travail, s'exprime en ces termes : « Il y a certainement une différence entre le tubercule et la gomme; mais
cette différence n'existe réellement qu'au microscope, et,
dans certains cas de phthisie vénérienne très-caractérisée on
a trouvé dans le poumon un mélange de tubercules et de
gomme tel, que l'on a pu se demander si le tubercule ne
pourrait pas naître aussi sous l'influence de la diathèse syphilitique. » Et le savant médecin de l'hôpital Saint-Louis
semble se décider pour l'affirmative. Cette opinion est également partagée par M. Gibert, qui admet la phthisie syphilitique sans distinction entre le tubercule et le produit propre
de la diathèse syphilitique. Virchow lui-même, tout en com-
battant en faveur de la spécificité des productions pulmonaires de la syphilis, admet en certain cas l'influence de cette
diathèse sur la production du tubercule[1].

La seconde opinion qui compte parmi ses représentants
modernes Laennec et M. Andral, ne fait jouer à la syphilis
constitutionnelle que le rôle de cause occasionnelle, excitante
et aggravante. Elle n'agit que sur les organismes déjà prédisposés à la tuberculose, et peut hâter la marche de la tuberculisation, sans la produire à elle seule.

En réalité, appauvrissement de l'organisme par la diathèse syphilitique, opportunité pour le développement des
tubercules, ou activité plus grande de leur marche, telle
nous semble être l'influence de la syphilis sur la tuberculose.

Il est une affection chronique dont l'influence sur la production de la tuberculose est incontestable : cette affection,
c'est le *diabète :* je ne dis pas la glycosurie. Le diabète, tel
que je l'entends, c'est la *phthisurie* des anciens, c'est la glycosurie avec émaciation, l'émaciation avec la perte des forces,

---

1. Gibert, *Traité des maladies de la peau et de la syphilis*, 3° édit., 1860.
— Bazin, *Traité de la scrofule*, 2° édit., 1861. — Ricord, *Iconographie*,
planche 29, 30, 39 *bis.*— Virchow, *Syphilis constitutionnelle.*

la perte des forces avec l'allanguissement général des fonctions : alors le champ est préparé, la tuberculose apparaît.

C'est parce qu'avec son admirable sens clinique M. Trousseau a distingué ces choses, qu'il fait une grande différence
entre les diabétiques gras et les diabétiques maigres. Les
premiers résistent, les seconds succombent, et succombent
ordinairement à l'envahissement de leurs poumons par la
tuberculisation.

M. Bouchardat a constaté que tous les diabétiques émaciés
ont des tubercules pulmonaires (19 cas sur 19 autopsies).

De ses nombreuses observations, le même savant déduit
« qu'il n'y a pas de développement de tubercules pulmonaires, lorsque la quantité de glycose éliminée par les urines
ne dépasse pas 100 grammes, et que la nutrition est suffisante ; et voici comment il formule la loi de subordination de
la tuberculisation à la glycosurie : « Des tubercules apparaissent toujours dans les poumons des glycosuriques quand l'é-
limination de la glycose a lieu en proportion *considérable,
pendant un temps assez long.* » Deux conditions sont donc né-
cessaires à la production de ce résultat : la *quantité* et la *continuité* de la perte.

M. Bouchardat rapporte la tuberculisation au défaut de
calorification : « Les tubercules, dit-il, n'apparaissent
que lorsque les ressources de la calorification sont bien
près d'être épuisées par la glycosurie, et que, par suite
de cet épuisement, les fonctions du poumon et de l'ensemble des appareils de calorification sont notablement ra-
lenties. »

Par contre, M. Marchal (de Calvi) a vu peu de diabétiques
mourir de phthisie ; mais il ne doute pas que le diabète n'ait
une tendance prononcée à produire cette cacochymie. Quand
le diabétique maigrit, la tuberculisation le menace, si même
elle ne s'est déjà emparée de lui.

La phthisie diabétique est moins fréquente dans la pratique particulière, où M. Marchal (de Calvi) a surtout observé,
que dans les hôpitaux, où viennent succomber tant de diabétiques épuisés par la maladie et la pauvreté.

J'ai déjà dit comment je comprenais le mode d'action des phlegmasies chroniques sur la tuberculisation[1], aussi ne crois-je pas devoir y insister ici.

§ 7. ANTAGONISME DE LA TUBERCULOSE.

La tuberculose serait incompatible, suivant M. Boudin, avec l'intoxication palustre, et, suivant Beau, avec l'intoxication saturnine. Enfin, Magnus Huss ne serait pas éloigné de la croire incompatible avec l'intoxication alcoolique.

Eu égard au prétendu antagonisme entre la tuberculisation et l'intoxication palustre, voici quelques détails que j'emprunte surtout au *Compendium* de MM. Monneret et Fleury.

Relativement aux localités, Well avait assuré que la phthisie ne sévissait point là où l'on rencontre des fièvres intermittentes et *vice versa*. Cette assertion a été reprise par M. Boudin, qui l'a transformée en loi, sous le nom de loi d'antagonisme pathologique.

1° La phthisie pulmonaire, toutes choses égales d'ailleurs, est plus rare parmi les habitants des localités marécageuses.

2° Les localités dans lesquelles se montre la phthisie sont remarquables par la rareté des fièvres intermittentes endémiques.

Wilson, Moreau, Ollivier (d'Angers), et d'autres médecins, habitant des contrées marécageuses, sont de l'avis de M. Boudin. Mais M. Gintrac l'a combattu avec des chiffres dont il est impossible de ne pas tenir compte.

M. Forget déclare avoir reçu dans ses salles d'hôpital, à Strasbourg, 335 fièvres intermittentes contre 230 phthisies confirmées. — M. Gintrac, par ses chiffres, conclut qu'il y a entre la fièvre intermittente et la phthisie pulmonaire, non pas antagonisme, mais bien parallélisme. M. Moreau et d'autres médecins militaires n'avaient étudié, en Afrique, que sur des soldats, qui sont choisis parmi les individus les

---

1. Voir *Étiologie*.

plus valides. — M. le docteur Ch. Bourlier, dans sa thèse
de 1864, conclut que la fièvre intermittente est, au contraire,
une cause occasionnelle de la phthisie, en débilitant les individus. — Les chefs de clinique de l'hôpital d'Alger ne parlent qu'au point de vue historique de l'antagonisme aux
élèves, témoins chaque jour d'autopsies de phthisiques succombant avec des rates énormes.

M. le docteur Vigouroux avait déjà démontré le non-anta-
gonisme, dans sa thèse de 1858.

En réalité, voici ce qu'il faut conclure des chiffres mal
interprétés par M. Boudin, c'est que là où les accidents
palustres moissonnent les individus, la tuberculisation mois-
sonne moins : les individus faibles succombant à la maladie
palustre, au lieu de mourir de tuberculisation.

Eu égard au prétendu antagonisme de l'intoxication saturnine et de la tuberculose, il faut bien reconnaître que Beau
ne s'appuyait que sur quelques faits trop hâtivement géné-
ralisés. Il avait remarqué, dit-il[1], que rien n'est plus excep-
tionnel que de rencontrer des phthisiques parmi les ouvriers
qui manient le plomb. N'est-il pas singulier, ajoute-t-il, de
voir des individus pâles, étiolés, et aussi profondément débiles que le sont en général les ouvriers qui manipulent les
préparations plombiques, ne jamais contracter une maladie
qui sévit plus particulièrement chez les gens affaiblis? Et ne
doit-on pas en conclure qu'entre ces deux états morbides il
existe une insurmontable opposition ?

C'est là une question qui ne peut être résolue que par l'observation. Eh bien, l'observation démontre que les saturnins
peuvent devenir phthisiques. J'en ai vu, et d'autres en ont
également vu. Il n'y a plus à discuter. C'est une question de
fréquence, dira-t-on; qu'on montre donc les chiffres et nous
serons ébranlés ou convaincus. Quant à la thérapeutique qui
en découle, je ne sache pas qu'elle ait trouvé de grands partisans.

Eu égard à l'alcoolisme, les uns y ont vu une cause produc-

1. *Gazette des hôpitaux.* 1859.

trice de la tuberculisation, et je me range à leur manière de voir, les autres, avec Magnus Huss, croient plutôt à l'utilité de l'alcool qu'à son influence nuisible dans la tuberculisation. Mais ici il faut bien distinguer la dégradation de l'organisme par l'alcool, — lequel prédispose à la tuberculisation, comme tout ce qui dégrade, — de l'action bienfaisante de ce liquide pris à dose modérée. C'est ainsi qu'on doit entendre la question et c'est de la sorte que l'on peut comprendre les bons effets du traitement de la tuberculisation par l'alcool, institué actuellement par M. Béhier.

§ 8. SCROFULE ET TUBERCULOSE.

La scrofule et la tuberculose sont-elles identiques ou différentes? — On comprend qu'une question qui a fait hésiter de nombreuses générations de médecins[1] puisse encore tenir en échec quelques médecins de nos jours. Au fond, il y a là une affaire de tempérament intellectuel. Les uns sont plus frappés par les dissemblances, les autres davantage par les analogies, et les uns comme les autres concluent en conséquence.

Voyons donc rapidement ce qu'il en est.

« La comparaison de la *scrofule* et de la tuberculisation a donné lieu à trois opinions qui s'appuient toutes sur des raisons plausibles.

« 1° Il existe deux diathèses, l'une scrofuleuse, l'autre tuberculeuse. Bien que très-distinctes, ces deux diathèses coïncident fréquemment (Lebert).

« 2° Il y a identité complète entre ces deux diathèses qui n'en forment, à proprement parler, qu'une seule, de sorte que tout tubercule est scrofuleux (Lugol).

« 3° La diathèse scrofuleuse a une existence propre et peut se manifester par des tubercules; mais ce produit accidentel a souvent d'autres origines que la diathèse scrofuleuse (Milcent)[2]. »

1. Voir mon *Historique.*
2. Barthez et Rilliet, *Traité des maladies des enfants,* t. III.

L'opinion de Lebert me semble incontestable, et je m'rallie absolument. C'est assez dire que je rejette sans rémission celle de Lugol. Ce que j'ai dit à propos de l'hérédité fait assez voir comment on doit comprendre l'opinion de Milcent, à savoir que « la diathèse scrofuleuse peut se manifester par des tubercules [1]. »

Voici maintenant quelques arguments en faveur de la séparation de la scrofule et de la tuberculisation.

La scrofule est surtout une affection de la périphérie de l'organisme; elle frappe habituellement les téguments cutané ou muqueux, ou le squelette.

La tuberculisation est plutôt une affection des centres; elle frappe habituellement les viscères dès le début, et ne s'attaque aux membranes ou aux os que plus exceptionnellement.

Quand la scrofule devient viscérale, elle produit la *dégénérescence brightique* des reins ou la *dégénérescence cireuse* du foie.

Au contraire, la tuberculisation n'est guère compliquée de maladie de Bright, et la dégénérescence du foie qu'elle provoque est la *dégénérescence graisseuse*.

Voilà des différences; voici des analogies : les ganglions lymphatiques sont altérés dans la scrofule et dans la tuberculisation. Mais la *tuberculisation* vraie de ces ganglions est beaucoup plus rare que leur *inflammation*, et les travaux micrographiques permettent de distinguer décidément celle-ci de celle-là, et d'accomplir définitivement la séparation de la scrofule d'avec la tuberculose.

Quant aux affinités, voici les principales : il y a concomitance fréquente des arthropathies scrofuleuses et de la tuberculisation vraie; il y a succession fréquente des manifestations incontestablement scrofuleuses et des accidents de la tuberculisation véritable. Enfin, dans la même famille, on voit des enfants dont les uns sont scrofuleux et les autres tuberculeux; on voit aussi des parents scrofuleux donner naissance à des enfants tuberculeux.

---

1. Voir deuxième partie de ce travail, *Hérédité.*

On doit donc admettre une *diathèse tuberculeuse* indépendante de toute autre, et ce mot me semble surtout vrai et indiscutable appliqué à la tuberculisation d'origine héréditaire,
d'abord parce qu'elle a quelque chose de nécessaire, surtout
si les deux conjoints étaient tuberculeux, ensuite parce
qu'elle présente la plus manifeste tendance à la *généralisation*
du produit morbide aux organes les plus divers, condition
caractéristique de toute diathèse.

§ 9. DIAGNOSTIC.

Je n'ai pas à faire le *diagnostic* de la tuberculisation dans
ses diverses formes, une pareille tâche est celle des descriptions particulières. Je veux cependant signaler une difficulté
diagnostique, celle de la chlorose et de la tuberculisation
commençante : de part et d'autre, il y a anémie, dyspepsie,
dyspnée et palpitations, aménorrhée ou dysménorrhée, troubles variés de l'innervation et dépression des forces. Mais
dans la chlorose il y a des souffles vasculaires qui manquent
habituellement dans l'anémie tuberculeuse (Trousseau,
Peter) : dans la chlorose avec dyspepsie, celle-ci est moins
tenace que la dyspepsie de la tuberculisation ; la dyspnée, continue dans la chlorose, se manifeste par accès dans la tuberculose chronique (G. Sée, Lasègue); la toux affecte un rhythme
monotone; la malade tousse à chaque expiration, ou, ce qui
est plus exact, « elle a trois ou quatre expirations avec toux,
avant de pouvoir reprendre sa respiration (Sée). » L'aménorrhée est constante dans la chlorose. « Mais lorsque la
chlorose se complique d'hémoptysies supplémentaires, de
véritables difficultés surgissent; cependant l'absence de fièvre et de dépérissement, la persistance des crachements de
sang, conjointement avec la durée de l'aménorrhée, la sonorité naturelle du poumon, et surtout la conservation du
murmure respiratoire normal peuvent défier toute méprise
(Sée)[1]. » La difficulté du diagnostic a été particulièrement

1. Leçons faites à l'hôpital Beaujon.

signalée par M. Trousseau[1], qui cite l'observation d'une jeune femme entrée à l'Hôtel-Dieu avec les sympômes évidents de la chlorose, et qui, soumise au traitement ferrugineux, n'en éprouva aucune amélioration. Elle devint au contraire de plus en plus pâle et dépérissait à vue d'œil. La percussion ne révélait rien d'insolite dans ses poumons, mais à l'auscultation on put constater un léger amoindrissement de l'expansion pulmonaire du côté droit. Le traitement ferrugineux fut suspendu. Peu de temps après les symptômes physiques constatés s'aggravèrent considérablement et la maladie offrit peu à peu tout le cortége des signes de la consomption pulmonaire.

M. Trousseau conseille l'usage des préparations arsenicales et des toniques en général toutes les fois que le fer ne semble pas avoir de prise sur une femme chlorotique, et il considère cette inaction du fer comme de mauvais augure.

Dans une seconde observation prise en dehors de l'hôpital, M. Trousseau relate le fait d'une jeune fille, chez laquelle la phthisie galopante s'était annoncée par des signes de chlorose.

Je n'ai rapporté ces exemples que pour faire voir la difficulté du diagnostic en certains cas de tuberculisation commençante. Celle-ci, confirmée, présente des signes qui lui sont propres et qui varient suivant la région, cérébrale, thoracique ou abdominale. On a dans ces cas à distinguer la tuberculisation des autres affections de ces régions.

Quant à la tuberculisation galopante, le diagnostic est à faire entre la bronchite capillaire et la fièvre typhoïde.

§ 10. PRONOSTIC.

Le pronostic est fatal; mais il y a des degrés dans cette fatalité même.

Et d'abord il y a la question de *siége*. Le tubercule peut altérer profondément ou même tuer l'organe sans tuer l'orga-

---

1. *Clinique de l'Hôtel-Dieu*, t. III.

nisme : ainsi le tubercule des os ou du testicule. Il n'en est pas ainsi de la tuberculisation du poumon ou du cerveau.

Il y a la question de *marche*. Dans la tuberculisation lente, les accidents s'échelonnent, l'affection fait trêve, et dans ces relâches plus ou moins prolongés l'organisme peut réparer en partie les pertes qu'il a faites et prendre de nouvelles forces pour résister à de nouveaux assauts ; il ne perd ainsi que peu à peu. D'ailleurs pendant ces trêves de l'affection, la thérapeutique peut intervenir et soutenir plus ou moins efficacement les forces. Tandis que, dans la tuberculisation aiguë comme dans la tuberculisation galopante, les accidents se succèdent avec une telle rapidité et les troubles qu'ils causent sont si profonds, que l'organisme, surmené par la maladie, est incapable de se réparer ; en pareil cas, le médecin est désarmé et l'issue ne peut être longtemps douteuse.

Il y a encore la question d'*âge* du malade : l'enfance aggrave le pronostic, nous avons vu pourquoi. Il y a aussi la force de *résistance* de l'individu. Cependant ici il faut être réservé dans son pronostic, car parfois l'individu le plus robuste a la tuberculisation la plus rapide et la plus grave.

Il y a enfin l'influence d'une *diathèse concomitante* : ainsi les accidents de la tuberculisation peuvent être contre-balancés ou suspendus par ceux de la goutte (Pidoux).

§ 11. TRAITEMENT.

Cette question thérapeutique ne doit être envisagée ici qu'à un point de vue général. Or, M. Monneret a si sagement et si philosophiquement tracé les règles à suivre à l'égard de la tuberculisation, que je ne saurais mieux faire que de citer ses paroles.

« Les trois indications principales à remplir, dit mon savant maître, sont : le traitement 1° de la diathèse ; 2° de l'affection ; 3° des actes morbides ; 4° des prédominances pathologiques ; 5° des complications.

« 1° *Traitement de la diathèse.* — Le médecin qui découvre chez les père et mère les signes de la diathèse et de l'affection tuberculeuses, doit alors porter sur les enfants toute sa sollicitude et donner tous les conseils à l'aide desquels la redoutable maladie diathésique peut être prévenue ou combattue de bonne heure. Rappelons que c'est par l'hygiène, l'alimentation, le choix de la profession, le séjour dans un climat approprié, que les dangers de l'influence héréditaire peuvent être conjurés. Tous les agents de la thérapeutique que nous indiquons plus loin doivent également venir en aide dans le traitement hygiénique.

« 2° *Traitement de l'affection.* — Les signes de la tuberculisation apparaissent maintenant d'une façon non douteuse ; ils sont cependant encore inscrits dans l'état général ; la lésion pulmonaire n'est que faiblement accusée. C'est le cas de redoubler d'activité hygiénique et d'insister plus que jamais sur les règles banales et bien connues de la diététique ; recommander le changement de climat, la gymnastique, l'hydrothérapie, les bains de rivière, de mer, et prescrire en même temps, si l'on y a confiance, tous les remèdes (et ils sont innombrables) qu'on a décorés du titre fallacieux d'anti-tuberculeux. Nous ne ferons que les nommer : les préparations soufrées, iodées, bromurées, le chlorure de sodium tant vanté dans les ménageries d'animaux, l'arsenic, qui a eu son moment de vogue comme tous les autres médicaments, l'huile de foie de morue, qui est un bon aliment et rien de plus, les sucs, les extraits, les infusions des innombrables plantes qui contiennent des principes amers et aromatiques, les substances résineuses, balsamiques (copahu, tolu, benjoin, goudron, créosote, térébenthine, lichen, centaurée, teucrium, cresson, cochléaria, véronique, etc.) ; le quinquina, etc. L'incontestable propriété de ces agents thérapeutiques est de fortifier l'estomac, de tonifier l'organisme et de remplir certaines indications spéciales.

« 3° *Traitement des actes morbides.* — Nous avons dit combien d'actes morbides divers se groupent autour du tubercule pendant le cours de son évolution ; la principale occupation du médecin est de les combattre pied à pied, puisqu'il ne peut rien sur le tubercule lui-même. Recommandons-lui d'abord de proscrire la saignée, la diète ou un régime alimentaire débilitant, lors même que les signes de la fièvre hectique se déclarent. Faut-il aussi faire cesser l'irritation des bronches, du tissu pulmonaire, la sécrétion incessante du tubercule, enfin son ramollissement par la saignée? Nous ne trouvons pas dans la nature de l'acte fatal qui produit le tubercule de quoi légitimer cette médication; néanmoins nous ne devons pas la défendre lorsque secondairement les signes non douteux de l'inflammation, de la surexcitation nerveuse se manifestent chez des sujets irritables; en pareil cas, au lieu des aliments toniques, de la viande cuite ou crue, de l'eau-de-vie et du vin, on prescrit avec avantage les boissons douces, mucilagineuses, le petit-lait, le lait d'ânesse, de chèvre, les boissons chargées de principes émollients et adoucissants, etc.

« On a proposé également de combattre les signes de l'irritation tuberculeuse et peut-être cet acte lui-même par une irritation substitutive dirigée sur la peau, au moyen : de l'huile de croton tiglion, de la pommade stibiée, de l'essence de térébenthine, des emplâtres de toute espèce (poix de Bourgogne, papier dit chimique, sparadrap, etc.), des vésicatoires volants ou permanents, des moxas, des cautères, etc. Longtemps partisan de cette médication, et sans la condamner aujourd'hui d'une manière expresse, nous la croyons capable d'affaiblir l'organisme, d'irriter certains malades et même de produire quelques accidents qu'il est d'ailleurs facile de faire cesser.

« Laennec avait une confiance un peu exagérée dans les merveilleux effets du tartre stibié. Les effets de la stibiation nous ont toujours paru ceux d'un médicament qui exerce sur l'organe et la fonction pulmonaires l'influence la plus considérable : 1° il arrête les congestions secondaires du poumon ; 2° il modifie la sécrétion des bronches ; 3° il agit sur la circulation cardiaco-pulmonaire et empêche souvent les hémorrhagies ; 4° il ralentit les mouvements respiratoires et circulatoires ; 5° il affaiblit le système nerveux et musculaire, mais en l'apaisant. Tels sont ses effets, lors même qu'une fièvre ardente, la soif, l'anorexie, la diarrhée même, semblent des contre-indications à son emploi.

« Les *eaux sulfureuses* thermales les plus vantées (eaux de Cauterets, Bonnes, de la Bassère, d'Aix, etc.), où affluent les phthisiques en si grand nombre, ne leur sont utiles que parce qu'elles agissent en modifiant heureusement les sécrétions bronchiques, en les diminuant, en les tarissant, en tonifiant l'organisme, et surtout en procurant aux malades l'occasion de respirer l'air vif des montagnes et d'adopter un genre de vie tout différent de celui dans lequel ils languissent au sein des villes. Il n'est pas un homme instruit qui oserait affirmer la guérison de tubercules pulmonaires, quels que soient leur forme et leur degré, au moyen des sulfureux [1]. »

Quant à l'influence prétendue bienfaisante de l'air marin et des voyages sur mer, il semble qu'elle est nulle sinon mauvaise ; et qu'on n'en peut tirer parti pour la thérapeutique (Rochard).

En résumé, le médecin doit traiter la prédisposition diathésique, l'affection, qui est générale, et la maladie, qui est locale. De cette maladie il doit traiter tous les actes morbides successifs, la congestion, la phlegmasie, l'hémorrhagie, les flux, et lutter jusqu'au dernier moment, avec le désir de bien faire et la certitude de soulager.

---

1. Relativement à la tuberculisation pulmonaire, déjà Steinbrenner, Ramadjé, Martin-Solon, Schützenberger, etc., ont vanté les bons effets d'une atmosphère chaude et humide (Fonssagrives). Un médecin distingué de Paris, M. L. Gros, a constaté que « dans les filatures de lin *à l'humide*, la phthisie est rare, la marche de cette affection paraît y être enrayée et les malades résistent très-longtemps aux progrès du mal. »

En conséquence, M. Trousseau a eu l'idée de placer ses malades dans une atmosphère de vapeur d'eau : la température est maintenue constamment entre 20 et 22º centigrades et l'hygromètre à 50 ou 60º. Déjà de nombreuses améliorations ont été obtenues à Reims, où la méthode tend à se généraliser à la suite d'un premier beau succès, et j'ai pour mon compte un malade qui, après trois mois de traitement, a cessé d'avoir de la fièvre et dont les lésions locales sont absolument stationnaires, sinon rétrogrades. Cette médication me semble convenir surtout aux tuberculeux à système nerveux surexcité.

Imprimerie générale de Ch. Lahure, rue de Fleurus, 9, à Paris.

www.ingramcontent.com/pod-product-compliance
Ingram Content Group UK Ltd.
Pitfield, Milton Keynes, MK11 3LW, UK
UKHW020311130726
13696UKWH00003B/999